患者さんの治す力を引き出す
歯周基本治療
トータルから口をみる

谷口威夫 著

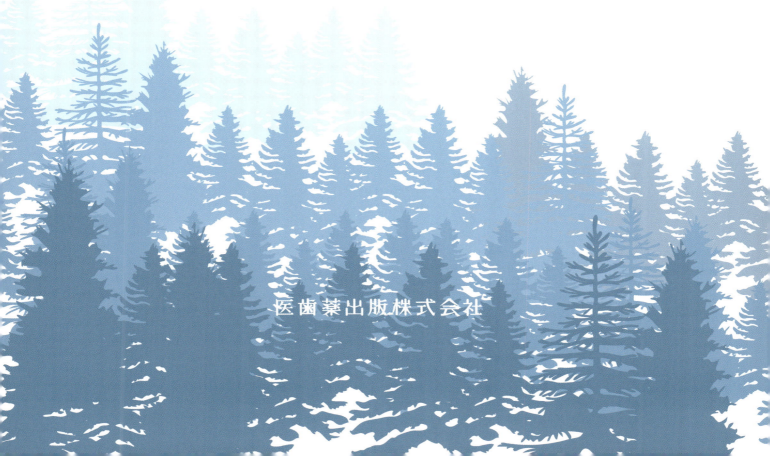

医歯薬出版株式会社

This book is originally published in Japanese
under the title of:

KANJASAN NO NAOSU CHIKARA WO HIKIDASU SHISHUKIHONCHIRYO
TOTARU KARA KUCHI WO MIRU
（Holistic Approach on Non-surgical Periodontal Therapy）

TANIGUCHI, Takeo
Taniguchi Dental Office

© 2024 1st ed.

ISHIYAKU PUBLISHERS, INC.
　7-10, Honkomagome 1 chome, Bunkyo-ku,
　Tokyo 113-8612, Japan

まえがき ── シーシュポスと山に魅せられて

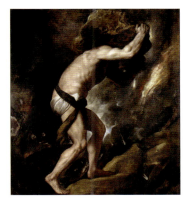

シーシュポス（ティツィアーノ作，プラド美術館所蔵）

　私は50代の頃，休日になると20 kgの荷物を担いで，自分の限界と戦いながら山を登りに行っていました．頂上直下の最後の急登をあえぎながら登っていると，ふとアルベール・カミュの『シーシュポスの神話』を思い出すことがありました．

　神々の怒りを買ったシーシュポスは，大岩を山の頂きまで永久に運び上げる刑罰を科せられます．ようやく山頂まで運び上げたかと思うと，岩は麓まで転がり落ちてしまうのです．やがて彼は決して成就することのない無益な労苦を所有している自分に喜びをみつけ，今日もまた岩を運び続けます．

　私は最も多感であった20歳の頃にカミュの作品と出合い，人間の根源的不条理を追究した彼の哲学に心酔し，影響を受けました．山登りもそうですが，臨床においても，無益に思える苦しいときにも全力を尽くして挑戦を続けてきました．

　1969年に，むし歯をなくす，歯周病をなくすなどという一見無謀な目標を掲げて開業した頃は，数か月で息詰まるだろうと思っていました．それでも，自分が正しいと思う診療姿勢を変える気にはなりませんでした．一億総砂糖漬けの時代にシュガーコントロールに取り組み，歯周病で歯を失うのが当たり前の時代に，必死に歯周ポケット内の起炎物質を取り除く努力をし続けました．あたかも，転がり落ちる岩を何度でも運び上げようとするシーシュポスのように……．そんな私にも，私の考えを理解してついてきてくれるスタッフや患者さんという心強い同志がいました．

　私は，それら谷口歯科医院を作ってきた歴代のスタッフと患者さんたちとの歩みをまとめ，1999年に松風歯科クラブから『トータルから口をみる』という会員配布用の本として出版しました．幸いなことに，会員外の方々からの要望で，株式会社松風から一般販売していただくことになり，第4刷まで版を重ねました．

　絶版後も多くの方から再執筆の要望がありましたが，「いつかきっと」と申し上げているうちに25年も経ってしまい，このたび『歯界展望』に連載した「50年の臨床から紐解く歯周基本治療」（2021年）をベースに書籍を出版する運びとなりました．私にとって思い入れのある『トータルから口をみる』から内容の一部を用い，またサブタイトルに『トータルから～』を使わせていただけることになり，医歯薬出版株式会社と株式会社松風のご厚意に感謝の気持ちでいっぱいです．

　読者の皆さまから「いい本出したね」と言っていただけることが私の願いです．

2024年8月

谷口威夫

患者さんの治す力を引き出す歯周基本治療
トータルから口をみる
Contents

まえがき——シーシュポスと山に魅せられて

第1章　歯周基本治療との出合い　1

「ジバン・カンバン・カバン」なく，そのうえ「ウデ」もなく　2

スタディグループの仲間に教わり，励まされて　2

カウンセリングを大切に　3

東京でしかできないのか　4

先生の歯科医師としての目標は何ですか？　4

スタッフとのコミュニケーションの場を作る　5

患者さんが私の先生　5

患者さんが教えてくれた歯間挿入振動法　6

歯周基本治療に目覚める　6

患者T. S. さんと歴史的大事件　7

欧米の科学に疑問　9

見えたぞゴール　10

少しでも自然に近く　11

科学は普遍的か？　11

EBM から NBM へ　12

子孫に対して責任を持つ　12

患者さんの持っている治す力を引き出す　13

第2章　信頼を獲得するために欠かせない8つのステップ　15

当院の診療システムにおける8つのステップ　16

1．主訴の解決　16

1）患者さんの訴えをよく聞いてわかってあげる　16

2）主訴の真意を探る　16

3）主訴はできるだけ1日で解決する　17

4）X線写真をできるだけ見ない　17

5）名医になれるチャンスを逃がすな　17

6）「その日の主訴」を見過ごさない　18

7）DOS から POS へ　18

2．オリエンテーション　19

3．診査——共診査　20

4．診断　22

1）X線写真の説明　23

2）白紙に図を描いて説明　23

5．OHI（Oral Health Instruction）　24

6．治療──治すのは患者さん　25

1）SRP　26

2）咬合性外傷を取り除く　26

3）下顎位の決定，咬合の安定　26

4）保存か否かの決定──抜歯基準について　26

5）再評価　26

7．口腔機能回復治療　26

1）歯科医療のゴール　26

2）咀嚼機能をどこまで回復するか　27

8．再発予防＝メインテナンス　27

8つのステップで進める歯周治療　27

第3章　私たちの歯周治療　33

歯周治療は自己治癒力を発揮させるための環境作り　34

歯周治療の大変革期の中で　34

私たちを歯周基本治療に夢中にさせた歯槽骨の回復　34

歯周外科か非外科か　36

「5.5 mm 以上はフラップ手術」という誤解はどこから？　37

SRP によって得られる長い上皮性付着は弱い？　38

忘れられない歯周病学会場の芝生──Ramfjord の「歯周療法学における諸概念の変遷」　40

歯周治療のゴール　42

私たちの歯周治療のシステム　43

1．現病歴の把握　43

2．主訴の解決　45

3．オリエンテーション　45

4．診査　45

5．診断（カウンセリング）　45

6．OHI（Oral Health Instruction）　46

1）食生活のアドバイス　46

2）ルートプレーニング　46

歯周基本治療のその他の処置　51

1．歯周組織は自ら治る力を持っている──歯の自然挺出と自然移動　51

2．暫間固定　54

3．咬合の安定とブラキシズム対策　54

4．下顎位の決定　55

5．矯正的移動　55

6．抜歯　56

Contents

再評価　56

確定的治療　56

口腔機能の回復　57

SPT　57

口腔内は人生のイベントを映し出す　58

第4章　若年者の歯周治療　61

侵襲性歯周炎とは　62

SPT継続の重要性を実感したケース　62

　1．治療の経過　64

　2．繰り返すSPT中断　65

生活の改善を持続することの難しさを知ったケース　68

　1．治療の経過　68

　　1）再評価に基づく治療　70

　　2）口腔機能回復治療　71

　2．SPT移行後　71

侵襲性歯周炎を長期にメインテナンスする難しさ　74

第5章　私たちの根分岐部病変治療　75

根分岐部病変が終生の課題　76

歯周外科が必ずしもいい結果を生むとはかぎらない　76

　1．7┃根分岐部病変への初期の頃のアプローチ　76

　2．┃6根分岐部病変へのアプローチ　78

　3．なぜ根分岐部病変のメインテナンスは難しいのか　80

35年間進行しない根分岐部病変　80

　1．オリエンテーション　81

　2．診査　81

　3．診断（患者さんに病状と治療方針の説明）　81

　4．OHI　82

　5．再評価　82

　6．生活習慣と咀嚼能力　84

　7．定期検診の経過　85

第6章　根分岐部病変とブラキシズム　87

学生実習のケースのつもりが新患に　88

　1．診断　89

　2．OHI　89

　　1）プラークコントロール　89

　　2）ルートプレーニング　89

根分岐部病変の急性発作　90

 1．なぜ？　90

 2．もしかして？　91

 3．治療　91

  1）起きている時の咬み締め習慣の是正　91

  2）夜間睡眠中の自己暗示療法　91

  3）補助的に口腔内装置を使う　93

第7章　私たちのブラキシズム治療　97

ブラキシズムのコントロールを持ち駒に　98

私たちのブラキシズム診断法　98

 1．観察　98

 2．自覚症状および他者の指摘　99

 3．診断用OA　99

過度のブラキシズムによるさまざまな症状　99

 1．知覚過敏症　99

 2．舌痛症，頭痛　100

 3．咬合痛，頭痛　102

 4．頭痛，腰痛　103

 5．歯肉クレフト　104

 6．顎関節症　105

 7．口腔顔面痛　111

第8章　歯科医療の英知を結集して挑む臼歯部咬合崩壊　115

歯周病と咬合崩壊　116

改良型ホーレーバイトプレーン適用例　116

 1．歯周基本治療　117

  1）OHI　117

  2）1｜1 正中離開の閉鎖　117

  3）全顎にわたる咬合挙上と咬合再構成　117

 2．口腔機能回復治療　120

 3．繰り返される中断と「集中OHI」　120

 4．マラソンとバナナ　123

 5．まとめと考察　123

マルチブラケット装置適用例　124

 1．歯周基本治療　126

  1）OHI　126

  2）SRP　126

  3）食生活指導　126

4）抜歯　126

2．再評価　127

3．咬合挙上と咬合再構成　127

4．自然挺出および矯正的挺出　127

5．口腔機能回復治療　129

6．SPT 移行　130

第 9 章　私たちの小児歯科　131

むし歯の洪水の元を絶つ　132

むし歯の成り立ち　132

砂糖との付き合い方　133

シュガーコントロールの考え方　134

1．甘いものはきっぱり断つ　134

2．周囲の大人が同じ価値観を持つ　134

3．禁止や命令でなく，自立を促す　135

4．直接子供に話す　135

2 歳児とお約束？　136

果たしてお約束は？　137

きっかけの追っかけっこ　138

1．きっかけ①　恐怖？　138

2．きっかけ②　咬む力を測る　139

3．きっかけ③　小さな挑戦　139

4．きっかけ④　永久歯の萌出　140

5．きっかけ⑤　小学校入学　140

6．きっかけ⑥　6 歳臼歯の萌出　140

1）6 歳臼歯健康手帳　140

2）6 歳臼歯が 2 か月で完全萌出！　141

3）永久歯の萌出完了まで　142

第 10 章　私はどれだけの歯をみてきたか──歯科医としての自身の評価　145

抜歯の観点からの評価　146

1．う蝕　146

2．歯周病　147

3．破折　147

歯周基本治療の成果　147

1．対象　148

2．結果　148

3．私たちの歯周基本治療　149

表紙・本文デザイン，イラスト：塚本正幸（TDL）

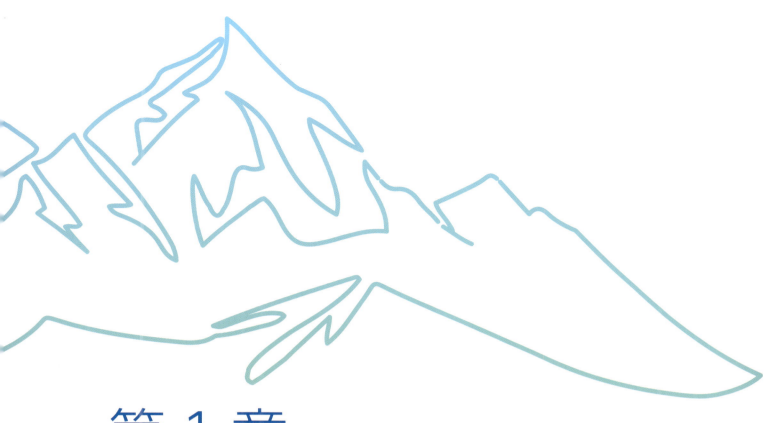

第1章
「歯周基本治療」との出合い

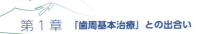

第1章 「歯周基本治療」との出合い

「ジバン・カンバン・カバン」なく，そのうえ「ウデ」もなく

　本章ではイントロダクションとして，私の50年以上に及ぶ歯科臨床を振り返りながら，谷口歯科医院のフィロソフィ，歯周基本治療に取り組むようになった経緯などを綴っていきたいと思います．

　私が長野市で開業したのは，歯科大学を卒業して2年経った1969（昭和44）年6月のことです．「盛業中の先生が突然亡くなった医院がある．そこを借りて開業しないか」という話があって，行ったこともない，知人1人いない，まったく初めての長野市で開業することになりました．

　私の父親は歯科医師をしていましたが，私が高校2年生のときに突然他界してしまいました．大学は奨学金とアルバイトで何とか卒業したものの，開業資金はまったくありません．融資をしてもらいに銀行へ行きましたが，融資課長は粗末な身なりとあまりにも若い私をいぶかしそうに見て，融資を断りました．うなだれてすごすごと帰ろうとすると，奥から見ていた支店長が声をかけてきました．彼は融資課長に上手に気を使いながら気持ち良く，しかもかなり低利で300万円を貸してくれたのです．

　このようにして，政治家の選挙ではありませんが「ジバン（地盤）・カンバン（肩書き）・カバン（資金）」の三種の神器のどれ1つなく，そのうえ「ウデ」もない弱冠26歳の私の開業はスタートしました．

　今考えれば無謀とも思えるような開業でしたが，当時の自分はただ必死でした．自分が持てるものと言えば「誠意」だけで，これが私の開業当時の座右の銘となりました．そんな「誠意」しかない私の医院にも，近所を中心に患者さんが来院してくれるようになっていきました．

　何にもない私にもう1つあるものと言えば，どんなことも受け入れられる空っぽの大きな器でした．開業して間もなく，あるスタディグループに入会させてもらいました．そこで聞いた「対症療法だけではなく，予防を軸とした診療システム作りが大切」だというフィロソフィの話は，私のその後の歯科医師人生を決定づけました．自分が少しずつ切り売りし，諦めつつあった学生の頃の理想像を実現しようとしている人たちがいることを知って，大いに勇気づけられました．

スタディグループの仲間に教わり，励まされて

　とりわけ，そのスタディグループで学んだ近代歯科医療講座はとても新鮮で，そこで聞いた話を実行していくことに熱中しました．会では，「自分の家族にしてもらいたいことをしてあげなさい」，「患者さんが満足すれば，必ず同僚や家族を連れてくる」など，臨床に大切な事柄をたくさん教えていただきました．

　また，「3年は投資だと思って，どの患者さんにも予防の大切さ，1口腔単位の治療の必要性を一生懸命話しなさい．たとえそのとき患者さんが応じてくれなくても，いつか戻ってくる．また，話を聞いた患者さんが誰かに伝える．いつか必ず患者さんはついて

くるようになる」と言われました．私はそれを信じ，来る日も来る日も，歯の健康と予防の大切さを一生懸命，患者さんにしゃべりまくりました．

その後，会のメンバーの31歳を筆頭に若い歯科医師5人が独立して「0の会」を作りました．5人は年齢も近く，みな開業したばかりで，経験のなさも悩みもほぼ共通だったので，すぐに意気投合し，貧乏と戦いながらではありましたが正しいと思うことを夢中で実行していきました．この苦労も喜びもともに分かち合う仲間がいなかったら，今日の私はないと言い切れると思います．

カウンセリングを大切に

歯医者は痛くなったときだけ行けばいい，年をとって歯が悪くなったら抜き，最後は総入れ歯が当たり前，という時代に，予防と1口腔単位の計画診療などという聞いたこともないような話をするのですから，患者さんはさぞ戸惑ったことと思います．

その頃，1961（昭和36）年に制定された国民皆保険制度が一般に普及しつつあり，安価な治療費で受診できるとあって，歯科医院に患者さんが殺到し始め，1日に50人も60人も押し寄せる状態でした．そんな中で患者さんに予防の話や1口腔単位の治療の話をする時間を作ることは，至難の業でした．

開業間もない頃，近所の若い新婚の女性が来院しました．例によってカウンセリングしたところ，彼女は「先生のお話はよくわかりました．私も自分の歯を大事にしたいし，先生のような方がいたらいいなとずっと思ってきました．先生のおっしゃるようにきちんと治したいけれど，今は全部の治療をするだけのお金がありません．私，毎年来ますから，毎年少しずつ治してもらえますか」と言いました．本当に毎年来るのだろうかと半信半疑でしたが，そのときは予算に合った分だけの治療をしました．

ところが，この患者さん，本当に毎年来院されたのです．とうとう3年かかって口腔内全体の歯冠修復を終えてしまいました．それからはずっと定期検診においでだったのですが，25年目に $\underline{6}$ が，29年目には $\underline{5}$ が，いずれも歯牙破折のため抜歯になってしまいました．

私はカウンセリングしたときのことを思い出し，「この患者さんは大事な歯の健康を私に預けてくれたのに，それに応えられなくて本当に申し訳ない」と思い，「申し訳ないね，こんなになっちゃって」と言いました．すると，彼女は「先生，私は3人兄弟なんだけど，小さいときから私だけ歯が悪くて，毎年学校から紙をもらってきて，他の2人が遊んでいるときも私だけは歯医者に行かなければならなかったの．歯が私の最大のコンプレックスだったんです．だから先生にお願いして一生懸命治したし，大事にしてきたつもり．ところが，歯が丈夫だった2人の兄弟は今ほとんど歯がなくなって，入れ歯が具合悪いとこぼしているの．私，先生に巡り会えて本当に感謝しているんです」と言うのです．そんな患者さんの言葉に救われて，気持ちが少し楽になりました．

この患者さんのように，歯の健康の大切さを理解してくださる方が少しずつ増え，私はカウンセリングにいっそう力を入れるようになりました．

東京でしかできないのか

開業して間もない私に大きな影響を与えてくれたのは，東京の開業医，織家勝先生が書かれた『歯科医療におけるアポイントメント・システム・シリーズ』（医歯薬出版）という本でした．そこには，理想の医院作りが書かれていて，そのすべては織家先生が実際に行っている歯科臨床でした．

私は何とか少しでも真似しようと，何回も何回も本を読みました．そして，開業して半年経った1969年12月には，それまでに来院したすべての患者さんに手紙を出して，予防計画診療システム（アポイントシステム）の導入に踏み切りました．しかし，結果はほとんど空振りに終わりました．それだけでなく，歯科医師会から注意を受けました．決めた時間に来院させるなんて，当時はとんでもないことだったのです．「ああいうことは東京だからできるのであって，長野では無理なのではないか……」，そんな自問自答の毎日でした．しかし，このまま諦めるのは悔しいと思いました．

私はどうしても実際が見たくなりました．織家先生に見学したい旨の手紙を出すと，快諾してくださいました．今となっては，そのとき織家先生が温かく迎えてくださったこと，いろいろなことを熱心に話してくださったことしか覚えていませんが，「東京と言ってもここは下町の零細企業の多い町，長野と変わらないよ．絶対長野でもできるよ」との言葉をかけていただいて，勇気づけられて帰ってきました．

当時，地方で開業するなどということは，同級生からは「都落ち」のような目で見られていましたので，かえって「東京でやっていることを長野でもやってやる」という気持ちが大きなバネになったことは確かです．それからは迷うことなく，信念を貫くことにしました．

先生の歯科医師としての目標は何ですか？

1975年に「0の会」で，アメリカのボストン大学で研修を終えて帰国したばかりの歯科衛生士の方に，レクチャーをお願いしたことがありました．その初日，開口一番に「谷口先生の歯科医院としての目標は何ですか？」と質問されました．あたふたして何と答えたか覚えていませんが，当たり障りのないことを言ったのだろうと思います．すると，返す刀で今度は当院の歯科衛生士に向かって「あなたはそのことを知っていましたか？」と聞かれました．無論，歯科衛生士が答えられるはずもありません．毎日，目の前の診療に忙殺されていた私にはとても医院としての目標を考える余裕などありませんでしたし，特に目標を持つ必要性も感じていませんでした．しかし，それは情けないことでした．

セミナーの後，スタッフと相談して，「患者さんに最良の歯科医療を」という目標を決めました．これはもちろん，「高価で美しい補綴装置を入れることではなく，その患者さんの事情に応じた最良の歯科医療を提供すること」という意味です．院長とスタッフが共通の目標を持つと，仕事をしていくうえでとても楽になりました．

この目標は，次の新たな目標「患者さんから学べ」「少しでも自然に近い道を選べ」「子孫に対して責任が持てる歯科医療」が加わった今も，私たちの判断基準であり続けています．現在ではそれ以外に，新年最初の院内ミーティングで「その年の目標」を決めています．

スタッフとのコミュニケーションの場を作る

一日中一緒に働いているのにもかかわらず，スタッフと改めて「目標」や「フィロソフィ」などの話をする機会は意外と少ないものです．また，「しにくいもの」でもあります．幸い当院では，開業間もなくから毎週2時間勉強会をしていたので，その場を利用してきました．

勉強会ではまず，その週に撮ったすべての口腔内写真とX線写真を撮影者の説明のもとで全員で確認します．その後，歯科衛生士や歯科医師は自分の症例を抄録やスライドで報告します．症例の患者さんの問題点の討論を通じて，医院の「目標」や「フィロソフィ」が徐々に築かれたり，修正されたりしていきます．

患者さんが私の先生

1970年代の歯科界において一世を風靡していたものにナソロジーがありました．アメリカ帰りの先生や何人ものペリーが黒船に乗って日本にやってきて，私もあちこち勉強に出かけました．

特に1972年から1年間，UCLA Tokyo Extensionで保母須弥也先生から教えていただいた，顎関節やその運動に関する知識は，その後の私の臨床に計り知れない影響と自信を与えてくれました．すぐ患者さんに試してみなければ気が済まない私は，パントグラフや全調節性の咬合器を買い，何時間もかけて顎運動を記録したりしました．しかし，そのうちに教科書どおりのいわゆる「理想的な咬合」を作っても，苦労の代償として必ずしも患者さんが満足してくれるわけではないということに気づきました．

結論は「患者さんから学べ」でした．これが「患者さんに最良の歯科医療を」に次ぐ第二の目標になりました．

臨床で起こった事実（例外とか奇跡も含めて）はすべて現実なのだ．基礎医学はそのすべてを説明すべき学問ではあるけれども，例外や奇跡も理論的に裏づけされて，初めて科学と言えるのではないだろうか．顎関節の運動の知識や咬合理論をできるだけ多く身に付けていることは非常に大切なことだが，そのまま患者さんに画一的に臨床応用することはとても危険なことだと思うようになりました．

苦労の果てに私が得たことは，「患者さんは機械ではない．患者さんを日々変わる人間としてよく観察し，患者さんから学びながら，おそるおそる教義を試せ」ということでした．

もし「あなたの先生は」と問われれば，私は迷わず「それは患者さんです」と答えるでしょう．

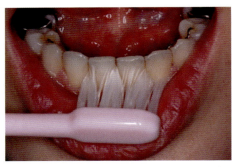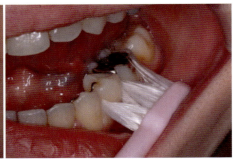

図 1-1　歯間挿入振動法（スクラビング法）

患者さんが教えてくれた歯間挿入振動法

　患者さんが教えてくれたことの1つに，私が最も多く患者さんに指導しているブラッシング方法である歯間挿入振動法があります（図 1-1）．

　それは1983年のことでした．私たちはその頃，オーバーブラッシングに注目しており，定期検診に来院する患者さんのブラッシング方法を片っ端からチェックしていました．1974年から歯周炎の治療を受けていたAさんが定期検診で来院したとき，歯肉の退縮は見られるものの歯間歯肉がとてもきれいで鍛えられた感じなのに気づきました．

　Aさんにブラッシングの方法を聞いてみると，「歯ブラシを水平にして歯間に挿入し，そこで細かい横磨きをしています」と言うのです．歯ブラシの先は歯間の歯肉から歯頸部に当たっています．私たちはその方法をAさんに教わり，それから40年経った今も，当院のメインのブラッシング方法となっています．

歯周基本治療に目覚める

　開業してしばらくすると，私の興味は歯周病に向いていきました．前述のボストン帰りの歯科衛生士さんの話の中で「歯周病は治る」と言われて，初めてキュレットなるものを知ったときはまだ半信半疑でした．

　1974年の8月に，当時ボストン大学の教授で，歯周病界の世界的巨匠と言われたHenry M. Goldman先生が来日して2日間講演をするというので，「0の会」の歯科衛生士と歯科医師全員で受講しました（図 1-2）．受講者はほとんどが大学教授や医局員だったろうと思いますが，その中で20歳前後の歯科衛生士12人と，30歳前後の歯科医師6人が最前列に陣取っていたのですから，今から思うと，その光景は非常に奇異なものであったと思います．

　1日目の講義は「イニシャルプレパレーション」についてでした．最後のスライドに，完璧とも思えるきれいな歯肉を示して，「明日はこの歯のフラップ手術の話をする」と言うのです．その晩のミーティングで「まずはあのイニシャルプレパレーション後の歯肉を瞼に焼きつけ，各医院であれを目指そうではないか」ということを，歯科衛生士と歯

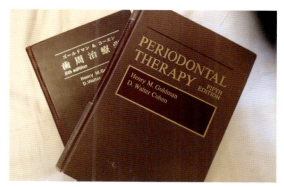

図1-2 Goldmanの著書『Periodontal Therapy』

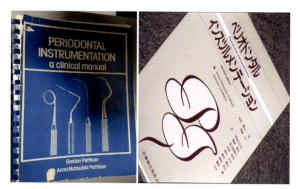

図1-3 Pattisonの著書『Periodontal Instrumentation』

科医師で誓い合いました．この歯科医師と歯科衛生士が同じ目標を持つということが，その後の医院運営上，非常に大きな収穫となりました．

　次の年には，これまたその当時アメリカ歯科衛生士界の指導者であった南カリフォルニア大学の准教授 Anna M. Pattison 先生が来日され（図1-3），SRPのハンズオンセミナーを「0の会」の歯科衛生士全員で受講し，その後みんなで練習会も何回か行いました．

患者 T. S. さんと歴史的大事件

　そうした研鑽を重ねながら，1975年も押し詰まった頃に来院されたのが，30歳の県職員のT. S. さんでした[1]．3̲ と 2̲3̲ の歯肉が腫れて気になる，という主訴で，1̲ は1か月前に歯周病でぐらぐらして別の歯科医院で抜歯されて，今後次々と抜歯になるのではないかと心配，ということでした（図1-4）．

　それは，初診から3か月後に起きました．今思うと，これが谷口歯科医院55年の歴史の中で最も大きな事件であったと思います．

　「10 mmあった歯周ポケットが3 mmになっちゃいました！」と，2年目の歯科衛生士から報告があったのです．彼女は初めて担当した歯周病の患者さんであるT. S. さんにブラッシング指導と習いたてのSRPを一生懸命行い，慣れない口腔内写真を撮影して経過の記録をとっていました．初診時，3̲ の近心に10 mmあった歯周ポケットが，なんと3 mmになっていたのです（図1-5）．感激でした．欧米の偉い先生だけにできると思っていたことが，今，目の前で，日本の片田舎の新米歯科衛生士と患者さんに起こっているのでした．

　さっそく「0の会」で症例報告をすると，その後，他院の歯科衛生士からも次々と似たようなケースが報告されるようになり，私たちはすっかり歯周基本治療の魅力にとりつかれてしまいました．

　以降，再評価でプロービング値が4 mm以上残った部位は，自分たちのSRPのテクニックの不出来だと考え，プローブを入れて根面が荒れているところがあると，再度SRPを行いました．私たちは「患者さんが一生懸命ブラッシングして，われわれがSRPをきちんと行うことができれば，ほとんどの歯周病は治る」と思えるほどになりました．

第1章 「歯周基本治療」との出合い

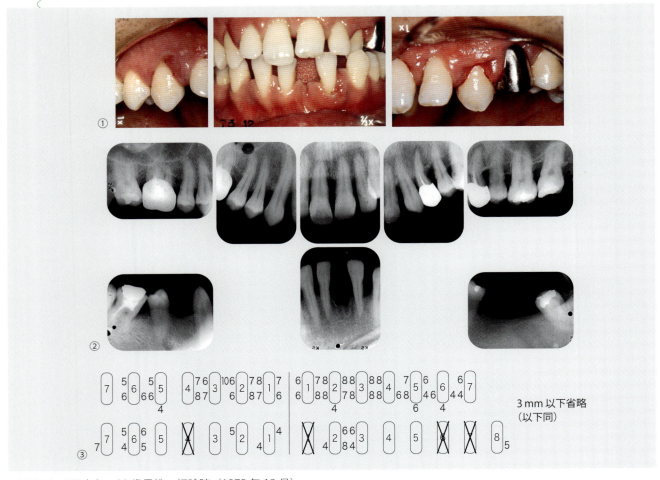

図 1-4　T.S.さん，30歳男性．初診時（1975年12月）
　①口腔内写真，②デンタル X 線写真，③プロービングチャート
　当時は規格写真を撮る習慣がなく，口腔内写真は担当歯科衛生士が初めて撮影したもの．主訴の 3| は腫脹しており，近心に 10 mm の歯周ポケットがある

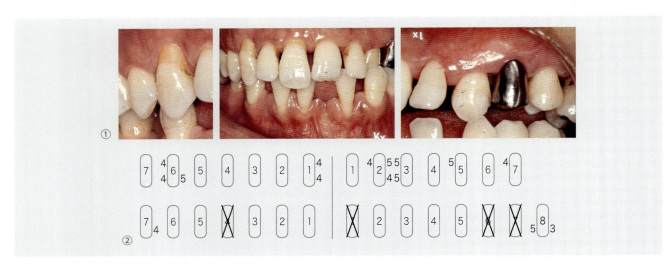

図 1-5　歯周基本治療終了時（1976年3月）
　①口腔内写真，②プロービングチャート
　3| は 10 mm の歯周ポケットが 3 mm になった

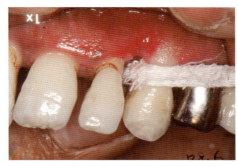 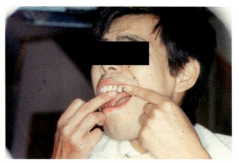

図1-6 ガーゼテープを用いた口腔清掃
歯間乳頭が喪失し，歯間空隙が開いてしまったので，ガーゼをこより状にして清掃してもらった

　その後，歯周ポケットが改善するだけでなく，歯槽骨も変化することに気づき，歯槽骨の安定を最終目標とするようになりました．T.S.さんの歯槽骨も，歯周基本治療でかなり改善しました．

　しかし，歯肉が引き締まると歯間乳頭は喪失し，歯間空隙も大きく開いてしまいました．そこで，フラップ手術を行うときに歯根や歯槽骨にまとわりついた結合組織を除去するのに使っていたガーゼテープを，清掃用具として試してみました（図1-6）．すると，歯面がきれいになるだけでなく，歯肉のマッサージ効果もあり，大成功でした．現在でも最後臼歯の遠心などは，お風呂で背中を洗う要領で使ってもらっています．

　そのような創意工夫や新たな発見などの成果は，毎年5月にオープンで開催していた「Oの会」新人合宿で発表していました．そして，発表された内容は，全国から集まってきた歯科医師，歯科衛生士に瞬く間に広がっていきました．後の話ですが，全国各地のスタディグループの集まりである「臨床歯科を語る会」で，「Oの会」の歯科衛生士が発表したことがあり，それが歯科衛生士が歯周病に取り組むことを全国的に広げる大きなきっかけとなりました．

欧米の科学に疑問

　1984年の夏には1週間，アメリカのワシントン大学の歯周病の夏期特別セミナーに参加する機会に恵まれました．初めて見るアメリカ本土のスケールの大きさに興奮する一方で，大学の先生たちの言う「科学」の裏に「社会事情」があることにも気づきました．

　その前の年にA. Keyesがニューヨークタイムズに「過酸化水素水で毎日含漱していれば，歯周外科はほとんどしなくても済む」というような内容の記事を書いて，全米で話題になっていました．セミナーでは大学の歯周病の先生たちがそのことに言及し，やけにムキになって反論していて，彼らが収入のかなりの部分を歯周外科に頼っている現状がうかがえ，一見「科学」的に思える彼らの構えの裏にある「生活」が見えてしまってがっかりしました．

第1章 「歯周基本治療」との出合い

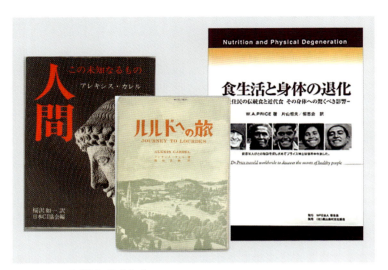

図 1-7　影響を受けた本

「契約社会」「訴訟社会」と呼ばれる国には，その国なりの科学があるということでしょう．一生懸命治療しても抜歯になったら「どうしてくれる」と言われてしまうお国と，「おかげさまで」と言ってくれるお国の違いで，科学に要求するものも違ってくると感じました．

見えたぞゴール

1985年の春，「まったく違う方向の話をする片山恒夫先生という人がいるので，話を聞きに行こう」ということになりました．片山先生の歯周治療はオーラルフィジオセラピーとも呼ばれ，片山式ブラッシングや50回噛み，呼吸法や体操などを患者さんが行うことによって，自然治癒力を賦活化して改善を促すというものです．私は面白半分でついていきましたが，そこで見たものは，私の頭の中で悶々としていた多くの疑問を一気に吹き飛ばしてくれる，厳然とした30年の事実でした．

私は片山先生の症例の中に，私の歯科医師人生のゴールを見つけました．
「ああこれだ，私がずーっと求めていた歯科医療は」
現実を見つめる目，既成の学問に流されない姿勢，患者さんが治す歯周病．「ああっ，もうその先は言わないでほしい．方法は教えないでくれ」．私はそう思いました．数学の問題を解くのを教わっていて，わかったと思ったとき，その先は言わないでほしいと思う，あの気持ちでした．「ゴールは見えた．そこへ登り着く道は，僕が僕の道を見つけながら登るのだから」．

細かい話はほとんど覚えていません．ただ，明日から始まる30年経った後の自分の姿のことしか考えていませんでした．

そのとき片山先生からいただいた『ルルドへの旅』という本と，先生から紹介された『食生活と身体の退化』『人間この未知なるもの』『わら一本の革命』をむさぼるように読んだ後は，別の自分になったような気がしました（図 1-7）．

少しでも自然に近く

　その一方で，「歯周炎になる人とならない人の違いは？」「歯周炎はいつからある病気なのだろう？」と，次々に起こる疑問に，私は完全に行き詰まっていました．もっと強力な判断基準が必要でした．そんなある日，「自然な状態が一番いいのではないだろうか？」と，ふと思ったのです．

　「自然って何だ？　本来の状態ということではないだろうか．そうだ，自然に聞いてみればいいんだ」と思った途端，ふうっと楽になったのです．

　「少しでも自然に近い道を選べ」．これが，前述の「患者さんから学べ」の次に私が判断基準として見つけ出した3番目の言葉でした．何が自然なのか絶対的な定義があるわけではないのですが．そのときに応じて自分がより自然に近いと思った道を選択すればいいと思っています．

　それからは，治療のときに限らず，社会的なことでも，人生の岐路に立ったときでも，困ったときや迷ったときはいつもこれを神様の声のように持ち出して，「少しでも自然に近い道」と思った方法を選ぶことにしています．それで間違ったなと思うことはあまりありません．何でも自分に判断の基準を持っていると，とても明快です．

科学は普遍的か？

　多くの人は，科学は国境を越え時代を超えて普遍的なものと思っているようですが，必ずしもそうではないのかもしれません．もしかしたら，世界的に優勢な一地域の，時代的な要請が，あたかも全人類の共通な要請のように思わせ，その人たちでのみ普遍的であり，立証できるものだけを科学と呼んでいるのかもしれないのです．アメリカの哲学者・科学者であるトーマス・クーンは，それを「パラダイム」という言葉で表現しました．

　歯科医療にも同じような側面があるかもしれません．歯周治療の分野に限っても，歯周外科，インプラント，人工骨移植，GTRと，目覚ましい発展が遂げられていますが，私たちが患者さんによかれと思ってやってきた最新歯科治療は，もしかしたら私たちの単なる思い込みであって，患者さんと私たちを遠い，冷たい関係に押しやり，長い目で見て決して患者さんのためにはなっていなかったのではないかという不安すら覚えるようになりました．

　そして，それら「科学的」と称せられる方法を駆使して，1回で的確な診断をして治療方針を決定するなどということはありえないと思うようになってきました．日々変化する患者さんに1つの処置方針を貫く空しさも感じるようになりました．

　また，片山先生に紹介された本を読んでいるうちに，私の興味は必然的に，ホリスティック医学とかオルタナティブメディスン（代替医療），あるいは科学論にも及びました．特に，イギリスの哲学者カール・ポパーの「反証可能性」理論は，まさに自分の考え方の根源とぴったり合うような気がしました．

それからは新しい技術やセオリーが紹介されると，それをそのまま採用するのではなく，それに反する他の論文や以前の参考書を漁り，また，自分の臨床でもそれに当てはまらない症例を探すことで自分なりの仮説を打ち立てて，今度はその仮説に合わない症例探しをする．見つかったときはそれまでの自分の仮説を速やかに訂正し，再び臨床に立ち向かうようになりました．

EBM から NBM へ

2000年頃からは EBM という言葉が，水戸黄門の「この紋所が目に入らぬか！」と言わんばかりに闊歩し始めました．確かに，統計の数字は大切だと思います．しかし，EBM は決められた条件以外の，患者さんの環境や生活習慣，考え方の違いは無視されたデータであり，当然，その中に自分の患者さんはいません．

例えば，「繰り返しデブライドメントしても効果は同じ」というエビデンスがあります．私は歯周病に本格的に携わるようになってから55年間，SRP 後に再評価を行って，まだ歯周ポケットが深いところがあれば，再度 SRP をすることでほとんどの歯周病を良い結果に導いてきました．私たち以外にもそのようにして歯周基本治療で長期に好結果を出している臨床医がたくさんおられるのに，エビデンスを大事にされる先生方はそういう事実には目を向けていないように思えて非常に残念です．

しかも，その論文[2]をよく読んでみると，1つは3か月後にデブライドメントを行っています．3か月も経ったら一部上皮付着が起きるので，当然，汚染根面にアクセスしにくくなります．1984年の超音波スケーラーの能力も今とは比べものにならないと思います．

もう1つの論文[3]は24時間後に再 SRP をしていて，いずれも自分たちの臨床と比較できる研究ではありません．エビデンスと言われるものの中には，自分の臨床でやってみることができることも多々あります．ぜひご自分のエビデンスを作ることをお勧めします．

エビデンスに少々辟易していたところに，NBM という言葉を目にするようになりました．すなわち narrative（患者さんのお話）を base にした医療という意味です．私は我が意を得たり，と思いました．自分の臨床姿勢がまさに患者さんのお話を聞くところから始まっているからです．エビデンスと narrative は車の両輪のようなもので，優劣をつけるものではなく補完し合うものだと思います．

それを実践するのが，第2章でお話しする DOS に対する POS だと思います．

子孫に対して責任を持つ

1989年に『歯界展望』総通巻1000号記念の特別シンポジウムを企画したとき，東京大学人類学の名誉教授であり，国際日本文化研究センターの教授であった埴原和郎先生をお呼びすることになりました．私は考古学に興味があったので，早速，埴原先生の著書『新しい人類進化学』（図1-8）を読みました．

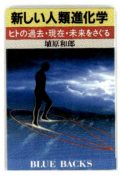

図1-8 埴原和郎先生の著書（ブルーバックス）

「患者さんに最良の歯科医療か？」
「患者さんから学んだものか？」
「少しでも自然に近い道か？」
「子孫に対して責任が持てる歯科医療か？」

図1-9 4つの判断基準

　その本の最後のページで，先生は人類の存在意義について自問自答し，苦渋の結論として「子孫に対して責任を持つ動物である」と結んでいます．人類の殺戮の歴史を振り返っての重い言葉でした．私は天井を見上げながら，この言葉を自分がどう受け止めたらいいのかためらっていました．そして閃いたのが，「そうだ！　自分が"子孫に対して責任が持てる歯科医療"を目指すことだ！」．これが4つ目の目標・判断基準になりました．

　しかし，漫然と「子孫に責任を持つ」と言っても，具体的にはどういうことをすればよいのでしょうか．

　まず考えたことは，毎日の臨床が「子孫に責任を持てる」ものなのだろうかということでした．たとえば，フッ素やシーラントなどの化学物質や，キシリトールのような合成甘味料を使ってまでう蝕を予防することは，子孫に責任が持てる行為といえるでしょうか．

　また，治療をすることでその患者さんがよく噛めるようになればいいというだけではなく，自分が指導して健康に育っていってくれた親子が，やがてその次の世代をも健康に育て，世代を超えて健康家族をできるだけたくさん作りたいと思いました．もちろん，その結果として歯も健康であれば，なお結構です．

患者さんの持っている治す力を引き出す

　しかも「子孫に対して責任が持てる歯科医療」は，3番目の「少しでも自然に近い道を選べ」と少しも矛盾がないのです．つまり，「自然」に近いということは「できるだけ手を加えない」，すなわち患者さんが「自力で治す」のをお手伝いするということだと気づいたのです．

　歯科疾患の多くは「生活由来疾患」であると思っています．ですから，疾患の由来となった生活を患者さんが改めることによって，できるだけ「生活」の中で「自力で治す」べきだと思います．そのためには，従来のように歯だけを診ている歯科医ではなく，全身的な健康はもとより，精神面にも心理面にも配慮した「トータルから口をみる」こと

ができる歯科医療のあり方を実践していく必要があると思います．それが次の世代に引き継がれていけば，より素晴らしいことです．

さらに，患者さんが自力で治せるところまでの最小限の環境を提供することも必要です．それには，できるだけ「切らない，取らない，削らない」ことだと思います．

このようにして，現在は，「患者さんに最良の歯科医療」か，「患者さんから学んだもの」か，「少しでも自然に近い道」か，「子孫に対して責任が持てる歯科医療」か，などと自問自答しながら（図 1-9），できるだけ「切らない，取らない，削らない」ことを目指して診療をしているつもりです．

次の章から具体的にどのように実践してきたか，紆余曲折を含めて紹介していきたいと思います．

文献

1）谷口威夫．50 年の臨床から紐解く歯周基本治療 1．「歯周基本治療」との出合い．歯界展望．2021；137（1）：73–80．

2）Badersten A, Nilveus R, Egelberg J. Effect of nonsurgical periodontal therapy. III. Single versus repeated instrumentation. J Clin Periodontol. 1984; 11(2): 114–124.

3）Anderson GB, Palmer JA, Bye FL, Smith BA, Caffesse RG. Effectiveness of subgingival scaling and root planing: single versus multiple episodes of instrumentation. J Periodontol. 1996; 67(4): 367–373.

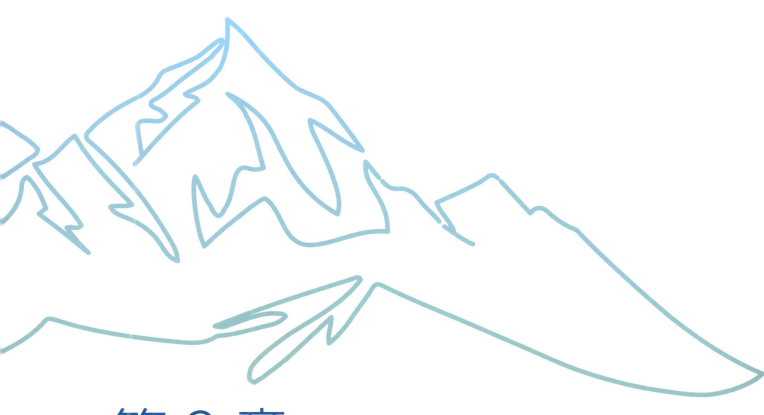

第 2 章
信頼を獲得するために欠かせない 8 つのステップ

当院の診療システムにおける 8 つのステップ

　第 1 章でお話ししたような「患者さんに最良の歯科医療」を実践しようとすると，何よりも必要なのは，患者さんに信頼されていなければならないということです．

　患者さんに信頼されるために，私が長年かけて築き上げてきた診療のシステムは，**図 2-1** に示した 8 つのステップです．これらはどれも欠かせないステップであり，当院に通院されているすべての患者さんは，このステップのどこかにいます．う蝕を主訴として来院した患者さんにも，顎関節症で来院した患者さんにも，また，義歯を入れてほしいと来院した患者さんにも，常にこの 8 つのステップを踏んで対応しています．

　患者さんの思いを無視して 1 歯の治療にはまってしまったり，術者側の恣意や興味本位の方向に行ったりすることのないよう，現在の診療行為がステップのどこに当たるのかをしっかり位置づけながら診療を進めます．

1．主訴の解決

1）患者さんの訴えをよく聞いてわかってあげる

　初診の患者さんは，「痛くされないだろうか」「すぐ治るだろうか」「先生はやさしいだろうか」等の不安をいっぱい抱えて来院します．まず患者さんのこのような不安を取り除いてあげることが，信頼を得るうえで最初に行うべき最も大切なことだと思います．

　それには，たとえ患者さんがおかしなことを言ってきても，同じ気持ちになって丁寧に聴いてあげることです．「ブリッジ（実は義歯）をかけてある差し歯（実は前装冠）が歯槽膿漏（実は歯根膜炎）で歯ぐきが腐って（？）ウミが出た」などと言ってきたからといって，何もいちいち訂正する必要はありません．「そうですか．それは大変ですね（でしたね）」と答えればよいのです．

2）主訴の真意を探る

　例えば，「歯がぐらぐらしてよく噛めないから，抜いて入れ歯を入れてほしい」と言う患者さんが来院してきたとします．この患者さんの主訴は何でしょうか？

1．主訴の解決
2．オリエンテーション
3．診査（共診査）
4．診断
5．OHI
6．治療
7．口腔機能回復治療
8．再発予防

図 2-1　患者の信頼獲得に欠かせない，当院の診療における 8 つのステップ

「義歯希望」か，それとも「抜歯希望」でしょうか．患者さんは，それまでの経験から「抜歯して入れ歯」と勝手に決め込んでいるだけです．では，「ぐらぐらする」は？これは「症状」であって主訴ではありません．とすれば主訴は？

「よく噛めない」です．したがって，初診時に主訴を解決するためには「噛めるようにすること」です．「今日は噛めるようにしてあげましょうね」と言って暫間固定をして怒る患者さんはいないと思います．誰だって本当は歯が残ったほうがいいと思っているのですから．

自分では患者さんのためと思っていても，初診日に主訴と関係のないところのX線写真を何枚も撮ったり，「噛めない」という主訴の患者さんに「まず，口の中をきれいにしてから」と言って歯科衛生士に回したりしてはいないでしょうか．主訴をそっちのけでそんなことをしていたら，患者さんが不信感を抱くのは当たり前です．そういう患者さんは寡黙になるか，うるさがります．それに気づかず「あの患者は内向的だ」とか，「非協力的だ．デンタルIQが低い」などと決めつけてしまっているとすれば，なんとも滑稽な話です．

ずいぶん昔の話ですが，当院で歯周炎の治療を受けていて途中で来なくなってしまった患者さんに，ばったり外で会ったことがありました．その患者さんは，きまり悪そうに「先生のところ，通い切れなくって．早く噛めるようになりたくて他の歯医者へ行ったら，みんな抜かれて……」．見ると，たくさん残っていた歯がほとんどありません．私は愕然としてしまいました．自分では患者さんのためと思ってしていた歯周治療が，結果的に患者さんに歯を何本も失わせることになってしまったのです．それ以来，患者さんが寡黙になったり非協力的になったら，主訴が解決していないか，どこか不満があるかだと思うようにしています．

3）主訴はできるだけ1日で解決する

患者さんの主訴は，できるだけ初診のその日のうちに解決してあげたいと思っています．どうしてもできないときは，その旨を患者さんに説明し，納得してもらいます．何とか1日で解決できないだろうかと思いながら臨床を何年も続けていると，1日で解決できないことがだんだん減ってきます．

4）X線写真をできるだけ見ない

新患が来ると，まず患歯のX線写真を撮ってそれを見て診断をするのが早道だと思うかもしれません．しかし，X線写真上の異常のみで判断してしまうと，その思い込みが時として誤診につながることがあります．普段からX線写真を始めから見ないで口腔内所見と問診から診断する練習をして，確認の意味でX線写真を見るようにすると，間違いがぐっと少なくなりますし，やがてクイズをしているような面白さがでてきます．

5）名医になれるチャンスを逃がすな

ある人が根尖病変由来の急性根尖性歯周炎を起こして，近所の歯科医院に行ったとします．先生は根の治療をしてくれたけど，その夜もっとひどく痛みだし，頬まで腫れて

まったく噛めなくなってしまいました．その人は治療されたらひどくなったと思って，次の日，別の歯科医院へ行きました．その医院では先生が「それは大変でしたね」と根管治療をして，咬み合わせを楽にしてくれ，腫れたところを切開してくれたところ，うそのように治ってしまいました．患者さんは「先生は名医だ」と喜びました．

いつもこんなうまい話の患者さんばかりに当たるとは限りませんが，それでもその先生が主訴を解決できなかったら，名医の誉れは次の先生に行ってしまうでしょう．

最初の先生も「腫れるかもしれないけれど，できるだけのことはしておきました．痛かったり腫れたりしたら，いつでも連絡してください」と言って，何とか根尖まで開けて，咬合調整をして投薬もすれば，たとえ腫れても患者さんは「先生の言ったとおりだ」と納得してくれたはずです．

6）「その日の主訴」を見過ごさない

始めの主訴が解決すると，患者さんはひとまず安堵します．それと同時に「この前の歯の痛みは治まったけれど，実は前から下の入れ歯の具合が悪かったのです」というように，別の歯や部位について新たな症状を訴えることもあります．ですから，毎回「その日の主訴」を確認し，その日の主訴を解決する必要があります．そんなことをしていたら治療が先に進まない，と思うかもしれませんが，「その日の主訴」は緊急性が低いことがほとんどです．

7）DOS から POS へ

1990年頃，医歯薬出版から『歯界展望』の企画のお手伝いをしないかという話があり，多くの先生の考えが聞けるとあって喜んで引き受けました．

ほぼ同年代の5人の企画委員はすっかり打ち解けて，毎回企画の話以外に医療論など喧々諤々とやり合いました．そんな中で，聞いたことのない DOS とか POS という言葉がありました．

DOS は disease oriented system の略で，病気を治すことを目指す医療という意味です．それに対して POS，すなわち problem (patient) oriented system は，患者さんの問題点や訴えの解決を目指す医療ということのようでした．特に慢性疾患の増加と医療における患者の人権への配慮が強調されるに従って，医師が医療における客観性や確実性を追求するあまりに，患者の心理的な不安や背景，意思を軽視して，病気（disease）を叩くだけの医療の傾向が強くなったのに対し，これからの医療の在り方を言うようでした．自分が開業以来ずっと続けてきた，主訴の解決，後述するオリエンテーション，共診査，診断はまさに POS と同じ考えであり，ようやく認められたような気がしました．

しかし，POS は患者の主訴ばかりでなく，患者が抱えている問題を相互的に把握し，分析して解決していくための診療記録システムであり，具体的には，患者が提供する主観的情報（subjective：病歴，主訴），医療者が見る客観的情報（objective：検査結果）と評価（assessment），治療指針，患者への説明・教育などの計画（plan）などを記載し，医師の診断から治療方針，治療評価に関わる思考過程を，すべての医療スタッフが

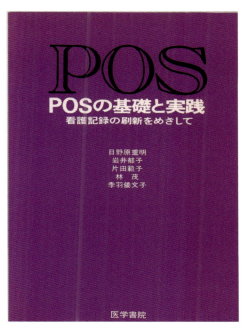

図 2-2　POSを紹介した日野原先生の著書

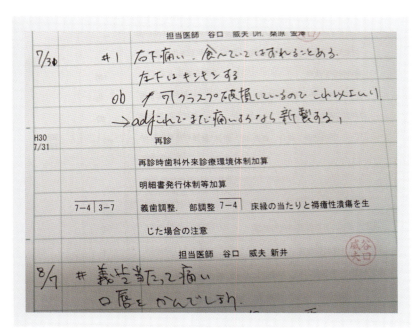

図 2-3　歯科臨床用に当院で簡略化したPOS

共有してはじめて成立するシステムです．このシステムは日野原重明先生が生涯をかけて日本で普及させようと努められたものでした（図2-2）[1, 2]．

当院でも採用しようと思いましたが，ほとんどの参考書は入院患者とベッドサイドナースを例にしており，歯科医院向きではありませんでした．そこで，当院の日常診療に合った，ずっと簡略した形にしました．

まず，主訴（問題点）を聞いてカルテに記入します．これは初診・再診時ともに行います．複数あれば#1，#2のようにします．歯科医師は所見（object）を書き込み，治療方針が立てば→として治療内容を記入します．それを見てアシスタントが準備をします．次回やることがあればN）として書き込みます．これを全スタッフで共有するので，患者さんのproblemを見落とすことがまったくなくなりました．

患者さんの様子をPOSを交えて書いた例を提示します（図2-3）．

2．オリエンテーション

主訴が解決されると患者さんの表情は急に穏やかになり，安堵の気持ちをいっぱいに表してくれます．「いい歯医者さんにかかって良かった」「この先生にすべて任せよう」と思っているかもしれません．そんなときこそ，こちらの考えをわかってもらうチャンスです．

このステップは，私たちの歯科医療に対する考え方や患者さんの今後の方向づけをするという意味から，「オリエンテーション」と呼んでおり，主訴が解決されたときを見計らって，受付スタッフが次のような話をします．

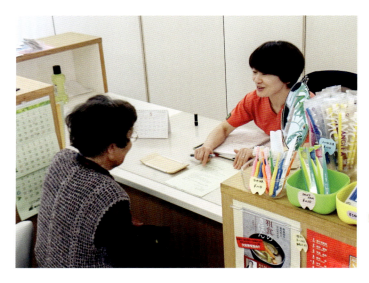

図 2-4　オリエンテーション
受付スタッフは椅子に腰かけてオリエンテーションを行う

- 痛い歯だけを治療するという繰り返しでなく，他の歯にも悪いところがあるかもしれません．
- 当院では患者さんのお口の中全体を健康に保ちたいと考えています．
- また，一生の歯の健康を守るという視点で考えていきます．
- そのために，全体を検査して，今ある問題点を説明して，治療計画をご相談して治療を進めていきます．
- 治療後は定期検診が特に大切です．
- 通院中は約束の時間を守ってください．どうしても来られないときは，できるだけ早く連絡してください．

　しかし，開業当時の1970年代は「歯医者は痛いときだけ行けばいい」「歯はやがて抜け，いずれは総入れ歯になるのが当たり前」という時代でしたから，患者さんよりはるかに若い受付スタッフがこんな話をすると，たいていの患者さんはいぶかしそうな表情をして去っていくのです．それでも，半信半疑ながらも3割ぐらいの患者さんは継続して来院してくださいました．

　始めの頃は待合室に出向いてお話ししていたのですが，後に医院を改装して，椅子に腰かけてお話をするようになりました（図2-4）．話の最後に，オリエンテーションで話した内容を書いたフライヤーを必ず患者さんにお渡しします（図2-5）．

3．診査――共診査

　オリエンテーションで私たちの方針を受け入れていただけたら，診査のアポイントを取ります．診査では次のことを行います．

- 全顎デンタルX線写真の撮影
- 共診査
- スタディモデルのための印象採得
- プロービング値の測定

_____様

本日の治療おつかれさまでした.
もし，次回のお約束時間までの間に痛かったり，具合の悪いところがありましたらいつでもご連絡ください.

当院は予約制で診療しております.
お約束した時間に充実した診療ができますように，以下の点について，ご協力をお願いいたします.
● やむをえずお約束の時間においでになれないときは早めにご連絡ください.
● 当日の変更は原則としてご遠慮ください.
● お約束の時間の5分前には待合室でお待ちください.
● 治療終了時間のご希望のある方はあらかじめお申し出ください.
前の患者さんの治療が長引いてお待たせすることがございます.
お急ぎの方はお申し出ください.

一生快適な食生活を送れますよう当院では，悪いところを治療するだけでなく，
あなたやあなたのご家族のお口の中がいつも快適な状態で，それを一生保てるようなファミリードクターになれることを目標にしています.
そのためにお口の中全体の診査をし，診査の結果の説明をして治療計画を相談してから治療をいたします.
また，治療終了後は定期的に検診においでいただいて，一生快適な食生活ができるようにしましょう.

次回からの進め方
お口の中全体の診査→診査結果と治療計画の説明→歯の治療→定期検診
　　　　　　　　　　　　　　↓　　　↑
　　　　　　　　　　　　　（歯周病の治療）

それでは次回までお大事にどうぞ

　　　　　　　　　　　　　　　　　　　谷口歯科医院　長野市南石堂町 1271
　　　　　　　　　　　　　　　　　　　電話　026-226-0262

図 2-5　オリエンテーションの内容を記したフライヤー

　口腔内外の診査を，**患者さんと歯科医師，アシスタント（歯科衛生士）の三者**で行うので共診査と呼んでいます．バークレーの著書[3]からヒントを得たもので，アシスタントが診査項目を読み上げて，歯科医師が患者さんに聞きながらそれに答えていきます（**図 2-6**）．次のように進めます.

　アシスタント：リンパ節の状態はいかがですか？

　歯科医師：（患者さんに）ここにグリグリがあったり，痛かったりしませんか？

　患者さん：いいえ．でも，歯とどういう関係があるのですか？

　歯科医師：口の中に炎症があると腫れることがあるのですよ.

といった具合です（**図 2-7**）.

第2章　信頼を獲得するために欠かせない8つのステップ

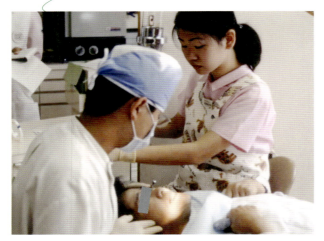

図 2-6　共診査風景

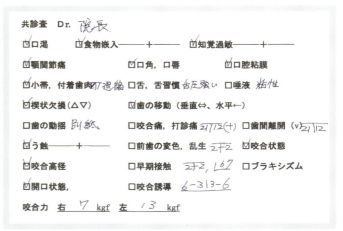

図 2-7　共診査の結果

　共診査は疫学的な検査ではありません．例えば，楔状欠損があってもそれが歯ぎしり対策や歯ブラシ指導の対象にならず，処置の必要がない程度であれば「異常なし」としています．55年も臨床をしていれば，ちょっと口腔内を見ただけでおおよそのことはわかります．しかし，いまだに共診査をやめない理由は，患者さんに「関連するすべてのことを診査してもらった」という安心感を持ってもらうことが大事だと思うからです．例えば，あなたが「咳がいつまでも続く．肺炎ではないか」と思って医者に行ったとします．ろくに調べもせず，咳止めだけもらったらどうでしょう．歯科にかかる患者さんも「他にむし歯はないだろうか」「歯周病は大丈夫かしら」という不安を持っているかもしれません．数分の労力で信用が得られるならば，この労を惜しむ理由はないと思います．

　もし，共診査で歯周病や顎関節症などの問題が疑われたときには，別に精密検査を行います．

4．診断

　診査が終わると，次の回にその診査結果をお知らせし，それをもとに患者さんが歯の健康を一生保っていくにはどうしたらいいかを相談するためのアポイントを取ります．このステップはいわば谷口歯科医院の最も「特徴」となるところで，患者さんのモチベーションをつけるのに最も大切です．このステップを，当院では「診断」と呼んでいます（図 2-8）．「診断」は，私が目指している「治すのは患者さん．それをアシストするのが歯科医」という歯科医療の姿を患者さんに理解してもらう最も大切な時間です．

　う蝕の患者さん，歯周病の患者さん，顎関節症の患者さんそれぞれに，その日の診療が終わった5時過ぎから，およそ30分から1時間かけて，担当の歯科医がお話しします．谷口歯科医院にはカウンセリングルームというものがないので，「診断」はチェアサイドで行います．

　細かいところはその患者さんによってそれぞれですが，基本的な内容はほぼ決まっています．以下に紹介していきます．

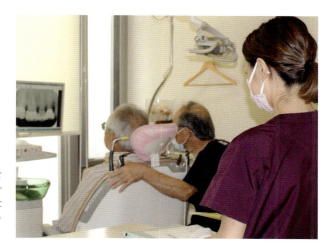

図 2-8　診断風景
　診査の結果や今後の治療内容を歯科医師が患者に話し，モチベーションをつける．新人歯科衛生士には，担当患者の診断を聞くようにしてもらっている

1) X線写真の説明

X線写真は拡大して説明します．

まず，最も手の加わっていない部位（通常は下顎の前歯）を見せます．歯と歯槽骨の関係，歯髄を通して栄養が送られ歯は生きていることを説明します．

根充歯については，「死んだ組織が腐らずに，体に刺さったまま残せるのは歯だけです．腐りやすい歯髄の組織をきれいに取り除き，そこに薬を詰め，ミイラのように上手に保存するからです」と説明しています．

再治療の場合，決して前医の批判はしません．前医の批判をしても，歯科医療全般の信頼回復にはつながらないからです．そのあおりは自分が受けることになるかもしれません．「薬がなくなって根の先に炎症を起こしています．詰め直してみますね」と，事実をありのままに説明します．

2) 白紙に図を描いて説明

次に，スタディモデルとA4の白紙を用意して，図を描きながら説明します（図2-9）．私は出来合いのチャートは使いません．白紙に患者さんの歯と歯周組織の簡単な絵を描いていけば，患者さんは必ずペン先を見て，話に集中してくれます．既成のチャートだと話の先が見えてしまったり，絵の他の部分に気がいったりして話に集中しにくくなります．

まず，歯の健康を維持していくうえでの歯科医の役割と，患者さんの責任についての話をします．「もうこれ以上絶対に歯を失わない，という決意が今一番必要なことです．歯を守るために一生懸命歯科医院に通っても，歯科医は歯を守ってはくれません．○○さんの歯を守るのは○○さんだけです．では，歯科医は何をしてくれるかと言えば，どうしたら歯を守っていけるか，専門家としてのアドバイスができるだけなのです」．

次に，そのことを具体的にその患者さんの疾患で話します．う蝕が多い患者さんには，う蝕の成り立ち，私たちができること，患者さんがやるべきことをお話ししていきます．「診断」では，次のことを心がけて話を進めていきます．

第2章 信頼を獲得するために欠かせない8つのステップ

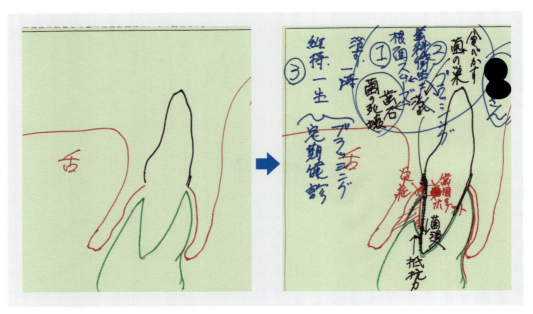

図 2-9　白紙に図解しながら説明

- 問いかけをしながら話す：X線写真を見ながら「これ、どこの歯だかわかります？」、ちょっと間をおいて「そうですね、下の前歯ですね」といった感じです。あまり質問攻めにすると患者さんが萎縮してしまうので、気をつけています。
- マイナス言葉を使わない：「この歯は抜歯」「この歯もこのままだとだめになる」ではなくて、「1本でも多く、1日でも長く持たせましょう」「まだ間に合うかもしれません」というようにポジティブな言葉がけを心がけます。
- 歯以外のことにも言及する：歯のことだけ考えているわけではないということを、患者さんに理解してもらいたいのです。全身との関係や食生活の話はとても大切だと思います。
- 美しい心情に呼びかける：この言葉は、デイル・カーネギー著のかの有名な『人を動かす』[4]（図 2-10）の一節にあり、相手の寛容さを引き出すという話なのですが、さらに広く解釈してもいいと思います。患者さんの健康だけでなく、ご家族の健康などにまで触れることができたら、より良いと思います。

「診断」によって、患者さんは自分が何をすればいいのかがわかるので、たいていの人は次のOHIを待たずに聞いたことを実行し始めます。

5．OHI (Oral Health Instruction)

「診断」（カウンセリング）が終わると、次に、歯科衛生士によるOHIのアポイントを取ります。当院では、歯科衛生士が行う食事指導や生活指導、ブラッシング指導などをひっくるめてOHI (oral health instruction) と呼んでいます。これは本来、治療の領域に入るべきものと思います。

OHIを進めていくうえでの注意点をまとめてみます。

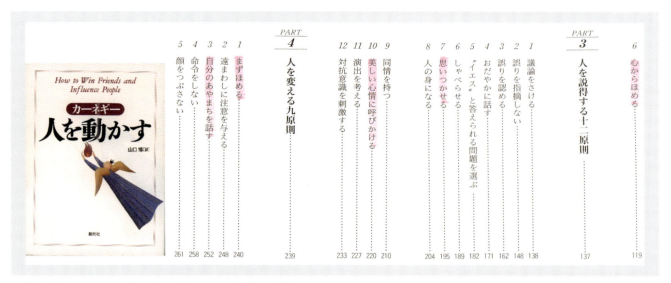

図 2-10　D. カーネギー『人を動かす』の目次と表紙

- 患者さんに対して，最初の見かけや態度や姿勢で先入観を持たない：一見，内向的，無口，気難しい，無関心，不器用と思われるような人は，実はこちらの態度や医院の方針，歯科医療全般に対して，不満や不信があるのかもしれません．それらが解決すると，患者さんは急に協力的になります．
- 誤りや悪いところを指摘しない：「ここがまだ汚れていますね」「持ち方が違っていますよ」というようなことは言わないようにします．
- 期待をかける：「○○さんならできますよ」「次が楽しみですね」
- 患者さん自身が思いつくように仕掛ける：「この歯の裏側どうすれば落ちますかね」「歯周病って歯と歯の間から進行するんですよ」「ここに歯ブラシが届けば完璧」
- ほめることを作る：「前回よりずっときれい」「歯ブラシの持ち方変えましたか？」「今日はタバコの臭いしませんね」
- 相手の身になる：「お忙しいですものね」「難しいですよね」
- 自分の失敗や経験を話す：「私も磨き足りないと思って傷つけちゃったことがあります」「私も磨きすぎだと思って……」

　OHI でお話しすることは，そのほとんどが食事指導，生活指導，ブラッシングの仕方についてです．う蝕，歯周病を問わず，歯が置かれた口腔環境を清潔にしておくことが最も大切です．歯科疾患の原因となる砂糖の摂取をはじめ，健全な食生活を営めるように食事指導をします．シュガーコントロールについては，ほとんどの方が甘いお菓子や飲料を摂らなくなります．患者さんの本気度を測る尺度にもなります．

6．治療──治すのは患者さん

　フィロソフィやシステムがどんなに立派でも，「医者は治せなきゃだめ」というのが

私の自分自身に対する戒めです.

「治療」とは，その疾病が身体に及ぼしている状態およびその害を取り除くことです. そうさせるのは歯科医の治療行為ではなく，患者さん自身の治癒能力（自然治癒力）です. 歯科医ができるのは，その治癒能力を患者さんから引き出すように環境を整えてあげることです. 歯周病で言えば，歯周ポケット内の炎症を抑えたり，咬合性外傷を取り除くことです. それが「治療」です.

1）SRP

歯周炎を治すために私たちができることは，感染歯根面に付着している細菌性の毒素および起炎物質を取り除き，歯根面を滑沢にし，患者さんの治癒力が十分発揮されるような環境を作ってあげることです.

しかし，SRP は決してやさしい技術ではありません. 歯科治療の技術のうちでも最も難しい技術の1つであると思います. 私は窩洞形成や根管治療より難しいと思っています. 開業医の忙しい片手間では，なかなかきちんとはできないでしょう. 絶えず指先の感覚が磨かれていて，微妙な歯根面の状態も把握できる専門職が必要です. 私は歯科衛生士こそそれにふさわしい職業人であると思います.

2）咬合性外傷を取り除く

「治療」のもう1つの重要なことは，咬合性外傷を取り除くことです. 特に歯周病の治療中は歯の位置が毎回移動し，咬合も変化します.

咬合性外傷を引き起こす重要な要素の1つに，ブラキシズムがあります. 私はブラキシズムの対策抜きに歯周病や顎関節症の治療はないと思っているくらい，大切なことと考えています. ブラキシズムについては，第7章で詳しく述べます.

3）下顎位の決定，咬合の安定

下顎位がずれていたり，咬合が乱れていたら，それらを正しておくことも治療中に行っておく大切なことです.

4）保存か否かの決定——抜歯基準について

私の抜歯基準は簡単です.「機能しなくなったとき」です. つまり「その歯があると，噛めない，人前に出られない，しゃべれない」場合だけです.

5）再評価

患者さんのブラッシングが定着し，全顎の SRP が終了してから約1か月後に再評価を行います. 再評価は，定期検診と共用の検査用紙（図2-12参照）に従って進めます.

7. 口腔機能回復治療
1）歯科医療のゴール

以前は歯冠の崩壊した歯には歯冠修復をし，歯の欠損部には義歯を入れて歯の形態を

回復すればいいと思っていました．それによって，どの程度機能が回復したかなどはあまり気に留めていませんでした．しかし，臨床医療は「機能の回復」をもってゴールとなります．肺結核でも，肺の中に結核菌がいなくなっただけでは診療は終わりにはならないのです．その人が人並みに歩けたり，日常生活ができるようになってはじめて社会復帰となります．歯科医療も，何が食べられるようになったかの確認をしたうえで，診療の終わりとするべきです．

2）咀嚼機能をどこまで回復するか

「年寄りには若い者と同じように噛ませる必要はない．あまり硬いものを噛まないように指導します」とか，「義歯の設計は残存歯を守ることを目的とすべき」というのは一見理性的に聞こえますが，私は歯科医の一方的な非科学的な論理であるように思います．

しっかり噛むことで心の満足感も得られるので，誰もがいくつになっても，何でもよく噛みたいのではないでしょうか．欠損補綴は，あくまでも歯があったときと同じものを食べられるようにすることを第一義として考えるべきだと思います．

8．再発予防＝メインテナンス

疾病が治癒し，機能が回復した後に医療が行うべきことは，疾病の「再発予防」です．従来のメインテナンスという場がこれに相当するでしょう．再発を予防するということは，言い換えれば原因を除去するということです．

う蝕や歯周病を引き起こす大きな原因の1つはプラークです．ですから，歯を磨いてプラークをコントロールせよというのは非常にわかりやすい．しかし，よく考えてみると，プラークを作る原因というのがまたあることに気がつきます．

周知のように，歯肉縁上プラーク中の細菌は食物中のショ糖を取り入れてグルカン等の多糖体を合成し，プラークを成熟させていきます．したがって，歯肉縁上のプラークをコントロールするうえで，ショ糖の摂取制限は必須です．当院では，う蝕予防の観点からだけでなく，歯周病予防の観点からも患者さんにショ糖の摂取制限を勧めています．

8つのステップで進める歯周治療

1人の患者さんの例 [5] で，当院のシステムにおける8つのステップを見ていきたいと思います．

症例：Y. I. さん，41歳女性．主婦
初診：2012年11月（図2-11）
主訴：下の前歯がぐらついて気になる．
所見：2 は舌で触るくらいでも前後に1mm以上動揺していて，ご飯を噛むのも大変そう．最大開口量も2横指程度．
現病歴：数年前から歯が動くようになった．他院で歯周病と診断され歯石を取ってもらったが，あまりの痛さに治療を中断した．喫煙歴なし，全身状態良好．

第2章 信頼を獲得するために欠かせない8つのステップ

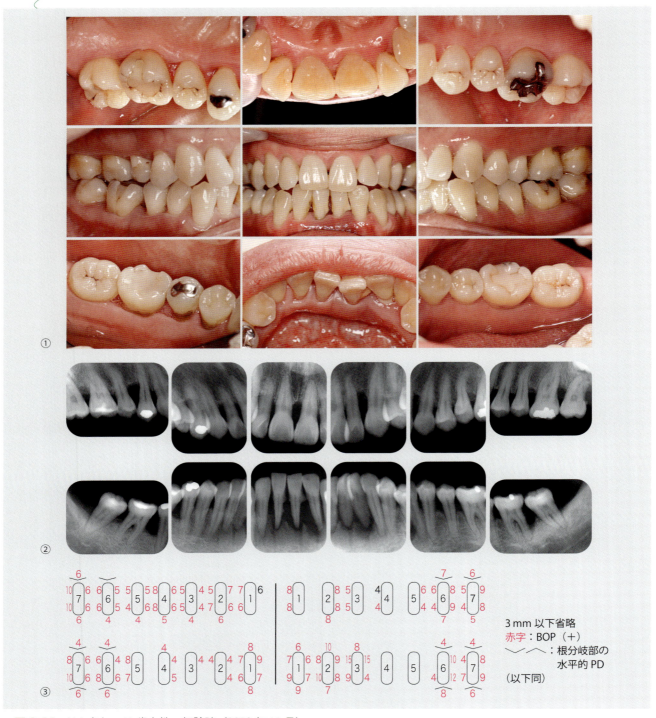

図 2-11 Y.I. さん，41歳女性．初診時（2012 年 11 月）
① 口腔内写真，② デンタル X 線写真，③ プロービングチャート

1. 主訴の解決：初診でいらしたときの Y.I. さんは，おびえた様子でほとんどしゃべらず，言葉をかけても最小限の返事しか返ってきませんでした．子供の頃は極度に痛みに弱かったけれど，当時からう蝕はなく，学校から治療勧告書をもらったことも，歯科医院へ行った記憶もないということでした．確かに，5 歯の咬合面に修復がされているだけ

です．上記のことを鑑み，食事に差し支えないように応急処置として $\overline{3+3}$ の暫間固定をしました．

2．オリエンテーション：オリエンテーションでも Y.I. さんはほとんどしゃべらないままでしたが，こちらの話に納得はしてくれたようで，次回のアポイントを取ってお帰りになりました．

3．共診査：歯周ポケット 6 mm 以上の歯が 28 歯中 20 歯で，歯肉は弱々しく，すべての部位に BOP が認められました（**図 2-11-③**）．動揺度も $\overline{2}$ が 3 度，$1 \mid 1$ が 2 度，$7 \mid 7$, $\overline{7 \mid 7}$ も 2 度でした．検査の結果，歯周ポケットが前歯と大臼歯に集中していることからも，かつての若年性歯周炎を想起させる重度の侵襲性歯周炎でした．

　また，根分岐部病変も進行していて，大臼歯の歯根は劣形で分岐も少なく，歯根が短くて歯冠歯根比が悪いことから，予後は思わしくなさそうです．これだけ重度の歯周炎なのに，こうなるまでご家庭で歯の健康の話題などは出なかったのだろうかと不思議に思いました．非常に口数が少なく，しかも極度に痛みに過敏な Y.I. さんからは，歯の話はしにくかったのでしょうか．また，これまでう蝕で痛い思いをしたことがなかったことも，発見を遅らせる原因になったかもしれません．

4．診断：歯周病の状態を説明し，歯周病を治すのは患者さん自身であることをお話ししました．その際，歯の保存の可否については一切触れませんでした．1 本でも多くの歯を，1 日でも長く持たせるよう一緒に頑張ろう，とお話ししました．

5．OHI：OHI ではブラッシング指導だけでなく，食事や生活についてもお話しします．Y.I. さんは甘いお菓子が大好きでしたが，OHI で食事指導を受けた日から甘いお菓子や飲料をまったく摂らなくなりました．お話ししたことに対する理解力は高く，実行力もある方です．

6．治療：OHI の初日に，ブラッシングに 30 分以上かけていただくようお話しして，SRP を行いました．動揺が著しく $\overline{1 \mid 1 2}$ の 3 歯に関しては機能を全うできるか不安だったので，とりあえずホープレスと診断し，SRP から除外しました．歯石は板状で硬く，特に根分岐部は不完全分岐で除去するのに非常に苦労しましたが，担当の歯科衛生士が短期間での全顎 SRP を心がけ，何とか週 1 回，計 4 回で全顎の SRP を終了しました．

7．再評価：初診から 2 か月後の再評価時には 6 mm 以上の歯周ポケットが 28 歯中 6 歯になりましたが，歯肉の状態は思ったように改善しませんでした．ポケットが残存した部位に再度 SRP を行い，1 か月後に再々評価を行うと，6 mm 以上の歯は 3 歯となりました．歯肉が安定してきたら，ホープレスと思っていた $\overline{1 \mid 1 2}$ の動揺も少なくなり，できるだけ歯を残してほしいという Y.I. さんの希望もあって，抗菌薬を併用しながら SRP を行いました．

第2章 信頼を獲得するために欠かせない8つのステップ

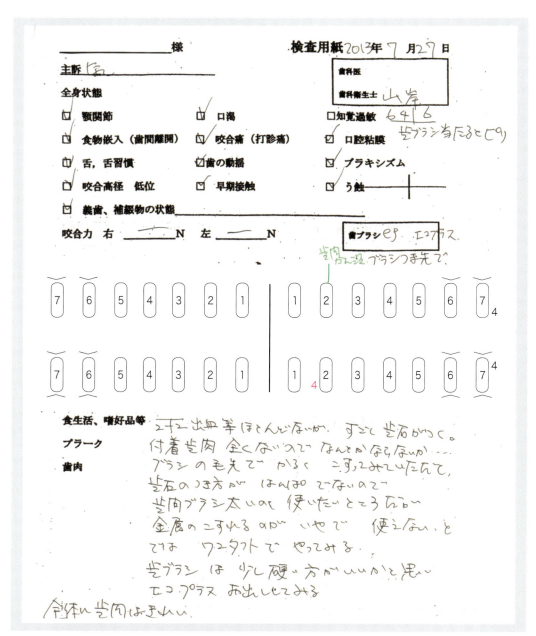

図2-12 3回目の再評価時（2013年7月）の検査用紙

　1⏋⎿12 のSRP後，3回目の再評価を行いました．歯石の再沈着が非常に早く，⎿2 に歯肉の炎症が少し残りましたが，再度ブラッシングを強化してもらうと，次の来院時には改善していました．歯間乳頭の喪失が大きいので歯間ブラシも勧めましたが，金属が歯に擦れるのが我慢できないというのでワンタフトブラシにしました（図2-12）．

8．メインテナンス：2013年4月，1⏋⎿12 にはまだ深い歯周ポケットがありましたが，3⏋⎿3 を暫間固定してSPTに移行しました．SPTに入って3か月（初診から8か月）の2013年7月には，4mm以上の歯周ポケットがある部位は⎿7，⎿27 の3歯になりました．

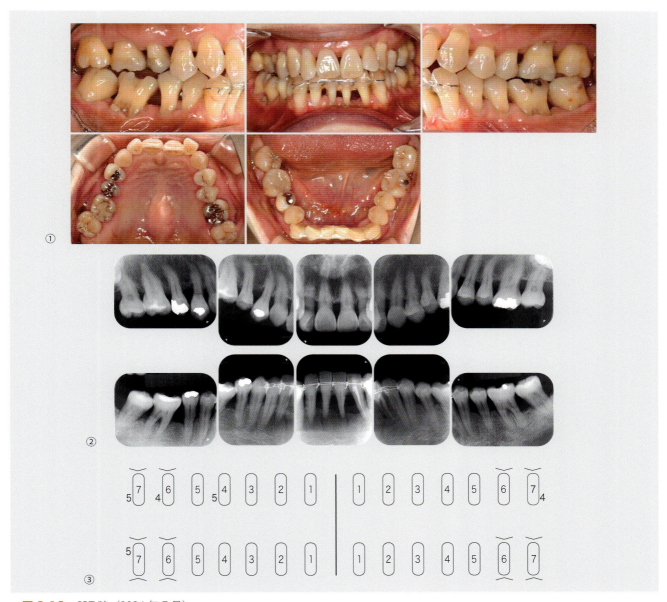

図 2-13　SPT 時（2024 年 7 月）
①口腔内写真，②X線写真，③プロービングチャート

　Y.I. さんは 4 か月ごとの SPT に必ず来院されます．歯肉縁上にすぐに歯石がついてしまい，歯肉も弱々しいのですが，超音波スケーラーや歯間ブラシなどの金属が歯に当たるのが耐えられないというので，ハンドスケーラーでそっと取り除いています．しかし，7| の頰側根分岐部と 4| 遠心には 4 mm の歯周ポケットがときどき再発してしまうため，ブラッシング圧をもう少し強くするよう伝えました．上顎第一小臼歯は根面に陥凹があることが多く，根分岐部病変と同様に治りにくい部位で，後戻りが心配です．下顎前歯の暫間固定は審美的に気になり，歯石もつきやすいのですが，本人の希望でそのままになっています．初診から 12 年経ちましたが，1 歯も失うことなく良好に経過しています（図 2-13）．

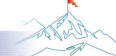

■ 本症例の歯周治療のゴール評価

- 経過年数：12年
- 主に行った歯周治療：歯周基本治療のみ
- 残存歯　28歯→28歯
- 歯周ポケット4mm以下→△（4mm以上が5/28歯）
- BOP率0%→○
- 連続した骨頂線（欠損部を除く）→△（かろうじて）
- 鍛えられた歯肉→△（下顎前歯部がもう少し）

　以上の8つのステップとそれに対する考えは初めからできていたわけではなく，患者さんが来院しなくなるたびに何が足りなかったんだろうと考え，親切にも患者さんが注意してくれたりするとまた書き換える，そんなことをしながら開業以来55年の間に少しずつ加えたり，修正したりしてできあがったものです．

　患者さんの信頼を一度失ったり，モチベーションに一度失敗したりすると回復は困難です．そうならないために，私にとってこの8つのステップは1つも欠かせないものです．

文献

1) 日野原重明．POS医療と医学教育の革新のための新しいシステム．医学書院，1973；9–14．
2) 日野原重明．POS：医療と医学教育の革新のための新しいシステム．医学書院，1998．
3) Barkley RF. Successful Preventive Dental Practice. デンタル・リサーチ・インターナショナル，1975．
4) D・カーネギー．人を動かす．創元社，1988．
5) 谷口威夫．50年の臨床から紐解く歯周基本治療 5．重症歯周病の親子．歯界展望．2021；137(5)：1020–1028．

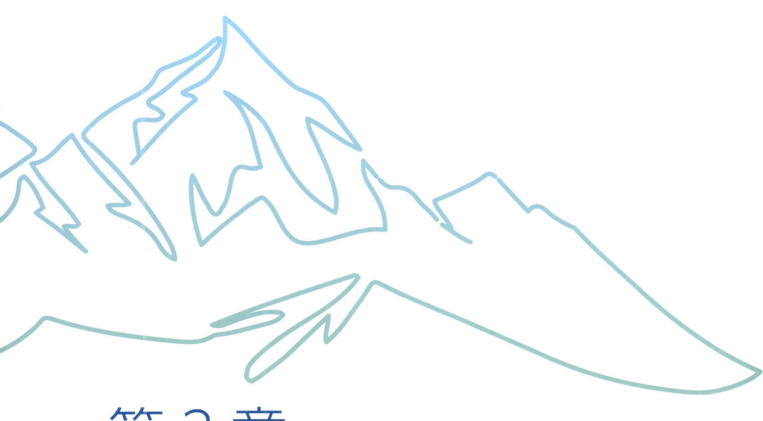

第3章
私たちの歯周治療

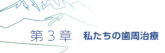

第3章　私たちの歯周治療

歯周治療は自己治癒力を発揮させるための環境作り

　歯周炎はう蝕と違って，患者さんの自己治癒力をかなり期待することのできる疾患だと思います．それは，エナメル質には細胞もなく，ほとんど無生物に近い物質で，いわゆる生体反応の少ない器官であるのに比べて，歯周組織は細胞でできた生きている組織なので，免疫も働き，細胞のターンオーバーもあり，ホルモン分泌の影響も受けます．したがって，環境さえ整えば，自己治癒力を発揮してくれるはずです．

　ですから，私の仕事の基本は，「根面にこびりついた汚れをとったり，咬合性外傷を取り除いたりして，歯周組織が自己治癒力を発揮できるような環境を作ってあげること」だと思っています．もちろん，治癒と言っても，失われた歯槽骨や歯根膜のセメント質が完全に元に戻るという意味ではありません．生体には失われた器官の一部を自ら修復し，機能を維持する能力があります．必ずしも元の形態に完全に戻る必要はなく，疾患が進行停止状態になり，機能がそれなりに回復すればいいと思っています．

　ここで，もう一度改めて生体にとって歯周炎とは何かを顧みて，歯周炎から生体を守るとはどういうことかを考えてみたいと思います．

歯周治療の大変革期の中で

　まず「歯周炎」とは，「歯周ポケット内の細菌および起炎物質によって歯周組織が破壊されつつある疾患」です．したがって「歯周治療」とは，「歯周ポケット内の細菌および起炎物質が取り除かれ，歯周組織に炎症がない状態を作ってあげること」でしょう．具体的には歯周ポケットが4mm以内で，BOPがない状態を作ることです．それを行うのが歯周基本治療であり，決して歯周外科をするための前処置ではありません．

　振り返ると，1980年代は日本の歯周治療にとって，革命的な激動の時代でした．世界をリードしている歯周病の権威が1年に何人も来日して，次々と新しい知見や歯周外科手術の結果を披露し，そのたびに彼らの言うことに振り回され，まさに歯周治療の大変革期の只中で私たちは歯周治療のやり方を模索していくことになりました．

私たちを歯周基本治療に夢中にさせた歯槽骨の回復

　そんなときに，T.M.さんという40歳の女性が見えました（図3-1）[1,2]．4年前，他院で歯周病だからよく歯を磨くようにと言われて一生懸命やっているけれど，どうも歯周病が進行しているようだということでした．一見してきちんとした前向きな感じの方で，好感が持てました．

　口腔内を診ると，新患でここまできれいな人はあまり見たことがないほどで，プラークが付いていないだけでなく，歯も光り輝いているし，歯肉に炎症も少なく，健康と思われるような状態でした（図3-1-①）．T.M.さんは，自分ができることはブラッシングだけだと思い，1日に3～5回ブラッシングしていると話してくださいました．

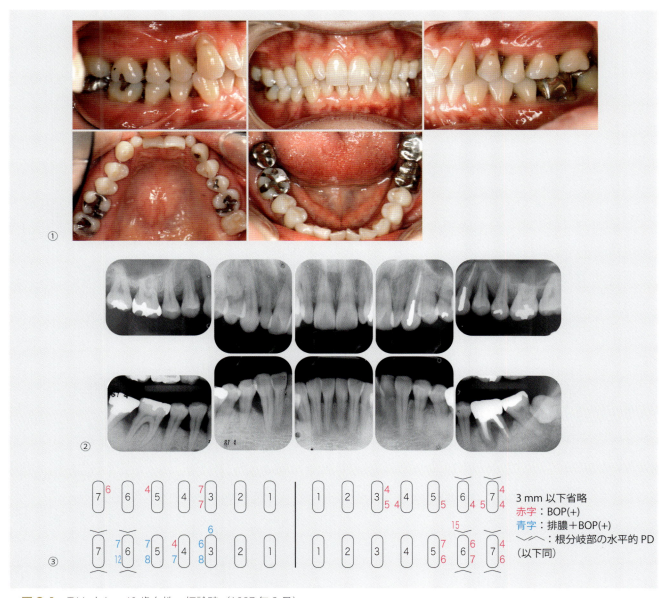

図 3-1 T.M. さん，40 歳女性，初診時（1987 年 3 月）
① 口腔内写真，② デンタル X 線写真，③ プロービングチャート

　しかし，プロービングをしてみると，右下の臼歯部の隣接部を中心に深い歯周ポケットがあり，出血だけでなく排膿もありました（**図 3-1- ③**）．特に 6̅ の近心根は破折しているらしく，プロービング値が 15 mm でした．「診断」（第 2 章参照）では，いつも話していることのほかに，歯周病は歯と歯の間から進行するので歯間部のブラッシングの大切さについてお話ししました．ご自分からもいろいろ質問されて，少々心配性かと思われるくらい健康観が非常に高い方でした．歯間が広く開いてしまったので，はじめは歯間ブラシを併用してもらいました．SRP 終了 1 か月後に再評価をすると，見事に 6̅5̅4̅ の歯周ポケットは 3 mm，BOP は 0 になっていました．6 mm のポケットが残った 3̅ には根面に凹面があり，さらにステップができてしまい，慎重に再 SRP し

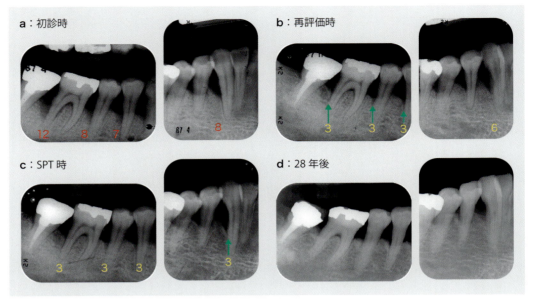

図 3-2　歯槽骨の変化
a：初診時（1987 年 4 月）．赤字は BOP（＋）
b：再評価時（1987 年 11 月）．12 mm あった 6 遠心面のポケットが，SRP とブラッシングのみで 3 mm に改善した．しかし，まだ上皮付着が残っているらしく，歯槽骨と歯根の間の歯根膜腔が開いている（↑）
c：SPT 時（1990 年 6 月）．歯槽硬線が歯槽骨を覆うようになった
d：28 年後（2015 年 10 月）．開いていた歯根膜腔はほとんどが埋まって歯根膜になっているように見える．まだ少し開いているところがあるのは，上皮付着の残存かもしれない

た結果，1 年後の SPT 時には 3 mm に，BOP は 0 になりました．
　また，再評価時に T.M. さんの X 線写真を撮ってみて驚きました．歯槽骨レベルがかなり戻っているのです（図 3-2-b）．T.M. さんの熱心なブラッシングと歯科衛生士の SRP のおかげです．私たちは歯周基本治療で歯槽骨もここまで回復させられることを知り，歯周基本治療の面白さにすっかりのめりこんでいました．6 は近心根が破折しており，ヘミセクションしたら遠心根も動揺が激しく，やむをえず抜歯して ⑤6⑦ のブリッジにしました．

歯周外科か非外科か

　その頃，「歯周外科か非外科か」という研究も盛んに行われていました．1982 年にミシガン大学の Ramfjord らは，4 種類の処置を行って 5 年間にわたり経過を観察した結果，外科的ポケット除去療法，ウィドマン改良フラップ手術，歯肉縁下キュレッタージ，SRP のどの処置による結果もプロービング値に大きな差がないという結果（図 3-3）[3] を発表しており，非外科処置の有効性を認めていました．
　私たちはそんな研究にも後押しされ，歯科衛生士が行う SRP と患者さんによるブラッシングで次々と難症例に挑んでは成功して，ほとんどの歯周病は治せると思い，夢中になって取り組んでいました．

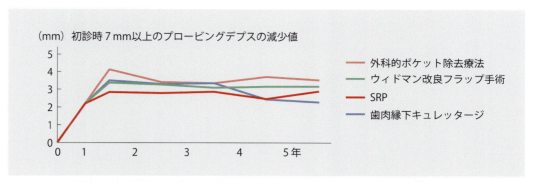

図 3-3　4種類の歯周治療の5年に及ぶ経過を比較した研究（Ramfjord 1987）[3]
歯周ポケット7mm以上でもSRPとブラッシングでメインテナンスできる

「5.5 mm 以上はフラップ手術」という誤解はどこから？

　ところが，毎年次々と来日する外国の権威からはそれとは違った話も入ってきて，私たちは翻弄されることになります．

　その1つは，多くの日本の先生たちが「6mm超えたらフラップでしょ」と当たり前のように言うようになったことでした．10mmの歯周ポケットに対しても，SRPと患者さんのブラッシングで挑んで好成績を上げていた私たちはショックでした．自分たちは間違っているのだろうかと，すっかり落ち込んでしまいました．そこで，その根拠になったLindheの「初診時のプロービング値が5.5mm以上深い場合は，SRPよりもウィドマン改良フラップ手術のほうがアタッチメントレベルの獲得が多かった」と報告した論文[4]を読むことにしました．

　元々は，歯周治療の仕方によってアタッチメントレベルが喪失から獲得に転じるクリティカルプロービング値を求めるために，15人の被検者に対し6か月後に再診査を行った研究でした．その研究結果のグラフから，初診時に歯周ポケットが5.5mm以上あるとSRPよりもウィドマン改良フラップ手術のほうがアタッチメントレベルの獲得が多くなるという話になったようです（**図 3-4-①**）．

　しかし，同じ論文の前歯・小臼歯・大臼歯と歯種別に分けた結果を見ると（**図 3-4-②**），例えば初診時に歯周ポケットが7.0mmあった前歯・小臼歯にSRPとウィドマン改良フラップ手術を行った6か月後では，アタッチメントレベルの獲得にほとんど差がないということがわかります．大臼歯のみ，0.6mmの差ができていました．術前に7mmの歯周ポケットがあった歯に1mmにも満たないアタッチメントレベルの獲得の差があったところで，臨床的にはどの程度の意味があるのでしょうか．しかも，それが5年経つとほとんど変わらなくなるというのは，Lindheらの別の研究[5]やRamfjordら[3]が示しているとおりです．

　結局，この研究は何とか歯周外科の有用性を証明しようとしたものかもしれませんが，逆に私には外科も非外科もほとんど差がないということを証明し，今まで私たちがやってきたことの裏づけをしてくれた研究と思われ，かえって自信になりました．しかし，「6mm以上はフラップ」と言う人たちの理解は得られませんでした．

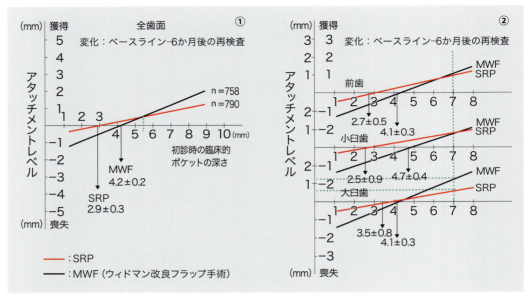

図 3-4 「5.5 mm 以上はフラップ手術」と言われる根拠となった研究（Lindhe 1982）[4]
①初診時の歯周ポケットが 5.5 mm 以上あると，SRP よりもウィドマン改良フラップ手術のほうがアタッチメントレベルの獲得が多くなるとされた
②しかし，前歯・小臼歯・大臼歯に分けた結果を見ると，前歯・小臼歯はカットオフ値が 6〜7 mm 付近にある．初診時 7 mm の前歯・小臼歯に SRP とウィドマン改良フラップ手術を行った 6 か月後は，アタッチメントレベルの獲得に差がないことがわかる．大臼歯のみ 0.6 mm ほど差がある（----部）が，臨床的にはどの程度意味があるだろうか

SRP によって得られる長い上皮性付着は弱い？

　もう 1 つの暗雲は，SRP や従来の歯周外科の結果得られる歯肉と歯との付着は長い上皮性付着であり，これは弱い付着なので結合組織性付着を目指すべきだという話です．
　1976 年，トロント大学の Melcher は，歯周外科処置後に歯根表面に再集結する細胞の種類により付着の様式が決定されるという仮説を提唱しました[6]．そこで，「上皮由来細胞が他の細胞よりも先に根尖側に増殖すると，長い接合上皮による上皮性付着が形成される．歯根膜由来細胞が歯根表面に増殖すると，唯一この細胞のみがセメント質，歯根膜さらに間接的に骨の再生を生じる能力がある．この細胞の増殖に優先権を与えることが歯周治療の理想である」と言われました．その後，歯根膜細胞による結合組織性付着を目指す研究が盛んになりました．
　1982 年，Nyman らは骨欠損開口部に遮断膜を設置することにより，上皮，歯肉結合組織の欠損部への侵入を排除し，歯根膜細胞を選択的に誘導できることを証明し，歯周組織誘導再生療法（GTR 法）が考案されました[7]．
　そして，術後生じる長い接合上皮性付着が本当に不安定な治癒形態であるのか，また，ポケットの再発がどの程度あるのか，などが検証されないまま，時代の流れは一気に再生療法へとシフトしていきました．日本でも「長い接合上皮による付着は不安定な治癒形態である」ということが盛んに言われるようになり，私たちは自分たちがやってきた治療法を否定されたようで，非常に落胆しました．

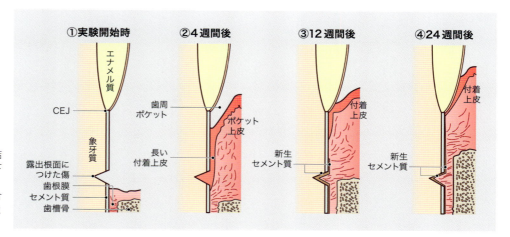

図 3-5 上皮性付着から結合組織性付着への置換（下野 2011）[12]
　長い上皮性付着は結合組織性付着に置換することが証明された（1991 年）

　一方，長い接合上皮性付着に関する研究では，1982 年に Listgarten らがラットを使った実験で[8]，またわが国では 1988〜1991 年にかけて河内らがビーグル犬による実験で[9]，SRP あるいはフラップ手術後歯根面に形成された長い接合上皮性付着の一部が，やがて結合組織性付着に置換していくことを証明していました．

　その頃，私は『歯界展望』の企画のお手伝いをしていて，1986 年に東京歯科大学病理学講座の下野正基先生を囲んで座談会を行いました．そこで下野先生が「長い上皮性付着はやがて短くなる」というお話をされたので，私が「長い上皮性付着が短くなった分が結合組織に置換するのではないでしょうか」と質問すると，実験してみましょうと請け負ってくださいました．そして，3 年後にラットを使った実験で，長い接合上皮性付着は強固に歯根面に付着しており，やがて結合組織性付着に置換していくことを証明してくださいました[10,11]（図 3-5）[12]．

　それからはもう迷うことはありませんでした．私たちは SRP によって長い上皮性付着を作り，患者さんのブラッシングでその状態を維持し，やがて結合組織性付着を獲得するという治療方針を打ち立てました（図 3-6）．

　まず，患者さんによるブラッシングでは，毛先を歯肉や歯周ポケット内に向けないで歯間挿入振動法にて歯肉のマッサージ効果を中心にブラッシングしてもらいます．SRP は無麻酔で歯肉を削らないように注意して行うことで，歯肉の退縮を最小限に抑えることができます．根面がスムーズになれば長い接合上皮性の付着が得られ，歯周ポケットは確実に浅くなります．その状態を維持できれば，長い接合上皮性の付着は少しずつ結合組織性付着に置換していきます．

　そのような視点で T.M. さんの X 線写真を精査すると，再評価時には歯槽骨頂部と歯根の間に歯根膜腔のような空隙が見えます．ここはまだ長い上皮性付着が残っているのかもしれません．SPT 時には歯槽骨は歯槽硬線（皮質骨）に覆われるようになりました（図 3-2-c）．

　T.M. さんは初診時には歯間乳頭が喪失して，歯間が広く開いていました．はじめのうちは歯間ブラシを使ってもらいましたが，SPT に入ってからは歯間乳頭の回復を図ろうと，歯ブラシだけで挿入振動法によるブラッシングをしてもらいました．

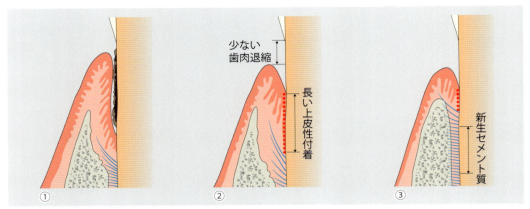

図 3-6 SRP 後に期待される歯根面歯肉の治癒形態
①治療前．② SRP 後．治癒形態は長い上皮性付着になる．歯肉の退縮は最小限で済む．③その後感染がなければ，一部は結合組織性付着に換わる

忘れられない歯周病学会場の芝生
──Ramfjord の「歯周療法学における諸概念の変遷」

　1986 年春の日本歯周病学会学術大会は，私には忘れられない大会になりました．それは大会のお昼休みのことでした．その頃，開業医で学会に出席する人などほとんどなく，知り合いもいない私は会場の芝生で歯科雑誌を何となくめくっていました．

　おしまいのほうにある海外文献の紹介記事が目に留まり，そこには，Ramfjord の「歯周療法学における諸概念の変遷」[13, 14] という論文が紹介されていました．彼はその中で，世界の歯周病学会で長い間語り継がれてきた 10 のドグマ（定説）について 37 の科学的論文に基づいて痛快に批判し，私たちが陰ながら思っていたり，密かに実行していたことをほとんど明言していました（**表 4-1**）．私は，その記事の文字が曇って見えるほど感激し，同時に計り知れない勇気がわいてきました．その後，10 のドグマを信じていた巨匠たちから多くの反論が寄せられましたが，歯周病学の歴史の大きな転換になったことは否めないと思います．

　私たちはその後も SRP に批判的な研究や論文を検討しつつも，自分たちの臨床結果を常に謙虚に，かつ反証的に再評価しながら，患者さんのブラッシングと私たちの SRP で対処する方法を続けていきました．

　私たちに劇的な歯槽骨の回復を見せてくれた T.M. さんは，ご主人が定年退職して郷里の新潟に帰ってしまい，SPT にもおいでにならなくなりました．

　ところが，その 6 年後の 2015 年，SPT に来院されたのです（**図 3-2-d**）．お話をうかがうと，新潟でも毎年 SPT をしていたけれど，その歯医者さんは咬み合わせをよく診てくれないので心配だということで，はるばる新潟からおいでになったのでした．そう言えば，以前 T.M. さんは顎関節症になり，口腔内装置や咬合調整で治癒したことがありました．久しぶりの来院だったので少々心配だったのですが，4 mm 以上の歯周ポ

表 4-1　歯周療法学における諸概念の変遷—10 のドグマに対する反論（Ramfjord 1987）[13]

①歯を維持するためにプロービング値を外科的に 3 mm という限界値まで浅くする必要はない

②均等な歯槽骨形態を得る目的で，外科的に歯肉や歯槽骨の形態を最も進行した部位と同じ位置に合わせて修正する必要はない

③歯周治療を行った歯は 3 か月ごとに専門家による歯面清掃を行えば，たとえ患者によるプラークコントロールが不十分であっても，歯牙支持組織を喪失することなく歯を維持できる

④根分岐部病変の存在は歯周炎の治療を複雑にするが，このような歯の予後は一般に考えられてきたよりは良好である

⑤プロービング値の大きい部位の治療後の予後は比較的良好である．問題は効果的なルートプレーニングを行うためにいかにして器具を到達させるかにある

⑥ほとんどの患者において，かなり進行してしまった歯周炎であっても，その進行を食い止めることが可能である

⑦歯肉掻爬を行うことでスケーリングやルートプレーニングの治療効果を向上させることはできない

⑧たとえ付着歯肉が存在しなくても歯の支持を維持することができる

⑨口唇を引っ張って歯肉が貧血様に蒼白な外観を呈するか否かを診査するのは無意味である

⑩歯周治療を行った後に動揺が大きくなっても，たいていの歯には固定を行う必要はない

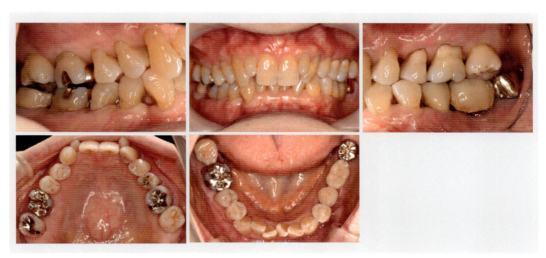

図 3-7　28 年後の 68 歳時（2015 年 10 月）

ケットはなく，BOP も 0 で，相変わらず歯は光っていて，歯肉も鍛えられた状態でした（図 3-7）．さらに驚いたことに，X 線写真上の歯槽骨の回復だけでなく，歯間乳頭も回復していました（図 3-8）．

今では下野先生が書いておられるように，
①歯周ポケットが浅くなっている
②X 線写真上，明らかに歯槽骨が歯冠方向に伸長している
③初期の段階では歯根膜腔の拡大のように見える骨欠損の部位に，やがて歯槽硬線が出現する
④その状態が長期にわたって維持されている

ことをもって，上皮性付着が結合組織性付着に置換しているのではないかと推測しています．

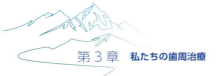

第3章　私たちの歯周治療

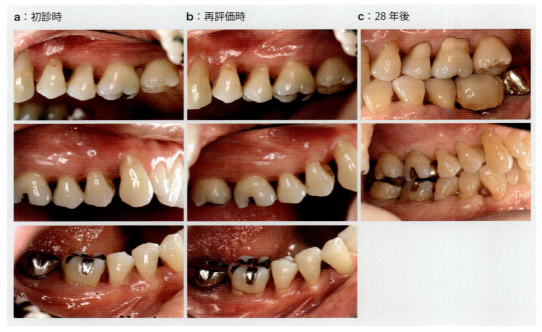

a：初診時　　　　　　　b：再評価時　　　　　　c：28年後

図 3-8　歯間空隙および歯間乳頭の経過
a：初診時（1987年4月）．歯間空隙が大きく，歯間乳頭が失われている
b：再評価時（1987年11月）．歯周基本治療中は歯間ブラシを使っていたので，さらに歯肉が退縮している．この後，歯ブラシによる歯間挿入振動法に変えてもらった
c：28年後（2015年10月）．歯間乳頭がかなり戻っている

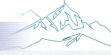

■ 本症例の歯周治療のゴール評価

- 経過年数：28年
- 主に行った歯周治療：歯周基本治療のみ
- 残存歯 28歯 → 28歯
- 歯周ポケット 4 mm 以下 → ○
- BOP率 10%未満 → ○
- 連続した骨頂線（欠損部を除く）→ ○
- 鍛えられた歯肉 → ○

歯周治療のゴール

　このように，私たちの歯周治療は世界の研究や技術の動向に左右されながら，そして試行錯誤しながらも，基本治療でかなりの程度まで歯周病をコントロールすることを追求してきました．具体的には，次の4点を治療のゴールとしてやってきました．

表 4-2　歯周炎の治療が奏効し安定した患者の健康の定義（村上 2021 より一部引用）[15]

CAL（クリニカルアタッチメントロス）	あり
PPD（プロービングポケットデプス）	4 mm 以下*
BOP（プロービング時の出血）	10 ％未満
RBL（X 線画像上の歯間部歯槽骨吸収）	あり

* 4 mm かつ BOP 陽性部位なし

① 歯周ポケット≦ 4 mm
② BOP 0 または 10 ％未満
③ 連続した骨頂線（欠損部を除く）
④ 鍛えられた歯肉

　さらに，喫煙や糖尿病などの修飾因子・素因がコントロールされていること，患者さんが快適な食生活と QOL を継続して満喫できること，も治療の目標としています.

　2018 年に，ヨーロッパとアメリカの歯周病学会が共同で歯周病の新分類を公表しました. 同時に，あまり知られていませんが，画期的な提唱がありました. 初めて，「歯周治療のゴール」が定義されたのです.

　歯周炎では失われた歯周組織が元に戻ることはないので，治療のゴールを「歯周病の安定した状態」という言葉で表現しています. 治療が奏効した歯周炎患者では，BOP10 ％未満，プロービング値が 4 mm 以下（4 mm かつ BOP 0），喫煙や糖尿病などの修飾因子や素因がコントロールされていることです. 日本歯周病学会の治癒および SPT の定義と少々異なっていますが，本書では歯周病のメインテナンスの状態をこの国際基準で考察したいと思います（表 4-2）[15]. 提示したすべての歯周病の症例の最後に，この基準に基づいた評価を掲載します.

私たちの歯周治療のシステム

　実際に，私たちがどのようにして歯周治療を行っているかを，ある患者さんのケースの経過とともに述べてみたいと思います.

1．現病歴の把握

　K.S. さんは病院事務の仕事をされている 40 歳の女性で，1989 年に左下の奥歯が腫れて嚙みにくいという主訴で来院されました（図 3-9）[2,16,17]. K.S. さんから何回かにわたり聞いた経過をまとめると，以下のようでした.

43

第3章　私たちの歯周治療

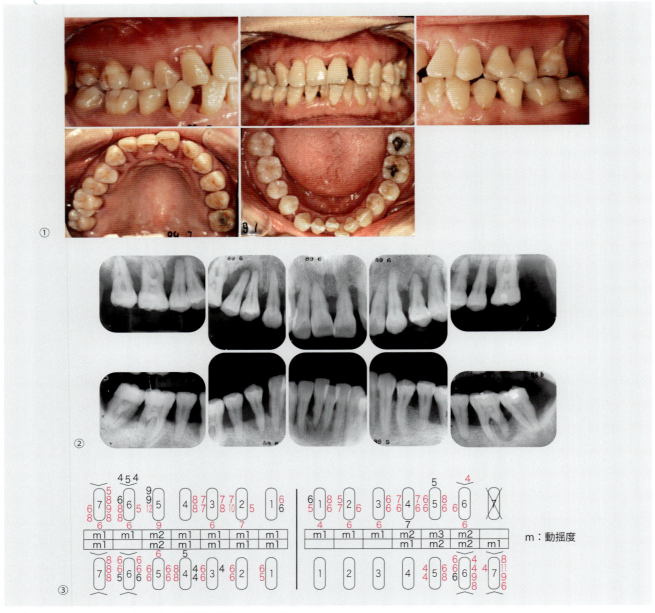

図 3-9　K.S. さん，40 歳女性．初診時（1989 年 6 月）
　①口腔内写真，②デンタル X 線写真，③プロービングチャート

「5 年前に歯ぐきが腫れたり上の前歯が開いてきたりしたので歯科医院に行ったら，8 本抜かなければならないと言われ，怖くなって行かなくなった．その後もときどき腫れるので歯周病の治療が得意という別の歯科医院に行った．その医院で歯科衛生士に歯石を取ってもらい，歯の磨き方を教わった．3 年通ったがときどき腫れ，そのたびに切開されて，先生から"歯ブラシをちゃんとやらないからだ"とひどく叱られる．自分としては精一杯歯磨きしていたつもりだったが，リンゴやトウモロコシ，お餅などが食べられなくなり，やっぱり歯を抜くしかないのかと落胆していた．左下が腫れて口腔外科で切開してもらったとき，そこの医師にここの医院を紹介された」．

2．主訴の解決

　主訴は「左下の奥歯（ $\overline{7}$ ）が腫れてうまく噛めない」ということでした．まずは歯周ポケット内にミノサイクリン軟膏を注入し，咬合調整を行いました．K.S. さんには「また腫れないように徹底的に治してしまいましょうね」とお話ししました．

3．オリエンテーション

　受付でいつものようにオリエンテーションをしました．後日の話ですが，受付スタッフのオリエンテーションを受けた K.S. さんは，「こんなに私のことを心配してくれる歯医者さんは初めてだと思った」と言っていたそうです．

4．診査

　歯周病の検査で最も知りたいことは，歯周ポケット内で現在「どの程度，どの範囲で炎症が歯周組織を破壊しつつあるのか」ということです．それを知ることができるのは，プロービングによる「歯周ポケットの深さ」と「BOP（プロービング時の出血)」です．その他の検査，例えばプラークの付着量，歯肉の炎症状態，歯の動揺・移動，歯間離開度などもそれぞれ大切ですが，「現在の歯周炎の活動性」を測ることはできません．したがって，プラークの付着量にこだわりすぎると，歯周病の何たるかを見失い，治療方針を誤りかねません．

　また，治療中に歯周病がコントロールされているか否かを把握できるのも，やはり「歯周ポケットの深さと BOP」なのです．K.S. さんがいい例です．前の歯科医院でプラークコントロールを細かく指導されていたので，歯肉も一見きれいで進行した歯周炎には見えません．ところが，プロービングをしてみると，$\overline{1 \sim 4}$ を除いたすべての歯に歯周ポケットが 6 mm 以上あり，BOP も認められました（**図 3-9- ③**）．

5．診断（カウンセリング）

　当院で行う「診断」の目的は以下の 2 つです．
- 患者さんに治るという希望を与えること
- 歯周病を治す主役は患者さんであり，そのために患者さんに「自分は何をすればよいのか，医院は何をしてくれるのか」を理解してもらうこと
  さらに，図を描きながらおおむね次のような話をします．
- Ｘ線写真の説明：歯と歯槽骨の概略について
- 歯周病の成り立ち
- ブラッシングの大切さ：治すのは患者さん
- ルートプレーニングの必要性：歯科医院は治る環境を作るだけである
- 治すのは一時，しかし，歯周病から歯を守るのは一生：ホームケアの大切さと定期検診の重要性

　K.S. さんは痩身で，面長の色白な方で，緊張のためかおびえたような表情をしていて，こちらからの問いかけにも一言二言でしか答えてくれませんでした．Ｘ線写真をお見せしながら，「かなり厳しい状態ですが，今抜かなければならない歯は 1 本もありません

よ. 1本でも多くの歯を1日でも長く残すように一緒に頑張りましょう」と言うと，K.S.さんの表情がビクッと変化したように感じました. それから，歯周病の成り立ちやどのようにして歯周組織が治っていくかを30分以上かけて説明しました.

後日，歯科衛生士から聞いた話ですが，「前の歯医者ではこんなに詳しく説明をしてくれなかったし，先生が治るとおっしゃったのでそれを信じて通ってみようと思った」そうです.

6. OHI (Oral Health Instruction)

1) 食生活のアドバイス

「診断」で私（院長）がプラークコントロールの大切さを伝えてあるので，ほとんどの患者さんはその次のアポイントまでにブラッシングを一生懸命やってきてくれます. ですから，OHIでは磨き残しを指摘する程度で，歯科衛生士が患者さんに伝えることは主に食生活についてです. 食生活で最も重点を置いているのは，プラークの原因となる砂糖の摂取状況です. また，それをきっかけに食生活全体の指導をしていきます. 具体的には「自然に近いものを自然に近い形でよく噛んで食べる」ことがわかっていただければいいと思っています.

初診時のK.S.さんは，勤務先の病院では毎日おやつに必ず甘いものを，家でも毎日夕食後に甘いものを食べていました. しかし，「診断」後はまったく食べなくなり，時々辛いけれど，歯周病が治るのならばと頑張ってくれていました. お義母さんも，料理の甘みはみりんにしてくれたそうです. K.S.さんが甘いものを買ってこないのでお義母さんも食べなくなったのですが，子供はお小遣いで買って食べていたとのことです.

K.S.さんは働いているという負い目があって，子供にあまり強く言えないということでしたが，するめを噛んだり，咀嚼訓練をしているお母さんを見た子供が次第に興味を持ち始め，一緒に昆布やするめを食べるようになったそうです. いつの間にか，家から甘いものはなくなっていました.

K.S.さんの咀嚼能力はかなり落ちていました. 「もう一生硬いものは食べられないと思っていた」ということで，おかずも軟らかいものしか作らなかったそうです. そこで，咀嚼訓練を導入しました. 始めは左側ではご飯しか食べられなかったのですが，少しずつ訓練していくことで，食べられるものも増えていきました. また「歯石を取ってもらうたびに噛めるものが増えるので，今度行けばどこで噛めるようになるかなと，通院するのが楽しみになった」そうです. 咬合力も上昇しました（図3-10）.

2) ルートプレーニング

(1) SRPはもう古い，今は「歯肉縁下デブライドメント」!?

歯周炎を治すために私たちができることは，感染歯根面に付着している細菌性の毒素と起炎物質を取り除き，歯根面を滑沢にすることです. ルートプレーニングがきちんとできれば，ほとんどの歯周病は治ると言っても過言ではないほど，歯周病の治療には効果があります. 私は上顎第一小臼歯近心面と大臼歯の根分岐部以外は，歯周ポケットが根尖まで達していないかぎり，ルートプレーニングができると思っています.

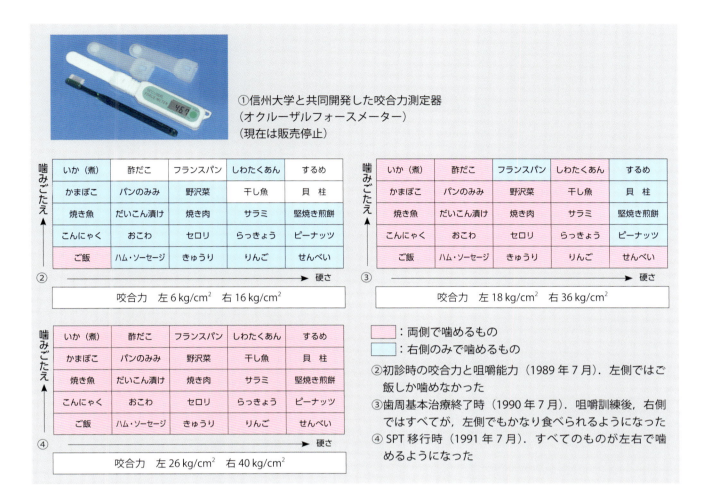

図 3-10 咀嚼機能（口腔機能）の改善

最近，「SRP はもう古い．今は"歯肉縁下デブライドメント"だ」という話をよく耳にします．歯周病菌の本体であるエンドトキシンは，実際には根面に軟らかく付着しているにすぎず，水洗いするだけで流されるので，SRP で歯根の象牙質やセメント質を削る必要はない，という報告によるようです[18]．確かに，それ以前には汚染象牙質を取り除くとか，壊死セメント質を削り取るとか言われていましたが，そのときでさえ「これが汚染象牙質で，どこまでが壊死セメント質」かを言える人はいなかったように思います．

わからない私たちは，象牙質や歯肉などの歯周組織をできるだけ傷つけず，おそるおそる歯石らしきものを除去し，根面が滑らかになったと思ったところでやめて再評価して，歯周ポケットが浅く，BOP がなくなっていたら良し！としてきました．

(2) 歯周組織に侵襲の少ない SRP

私たちが行っている，象牙質や歯肉などの歯周組織をできるだけ傷つけない SRP を紹介します．

①ルートプレーニングはできるだけ早い時期に

ルートプレーニングは歯周炎を治す鍵を握っている治療行為なので，患者さんがプ

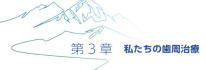

第3章　私たちの歯周治療

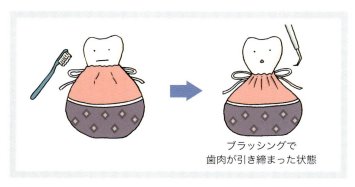

図3-11　SRPのタイミング
歯肉が引き締まるとキュレットが歯肉に押さえつけられて，微妙な角度と感覚が妨げられてしまう．しかも，疼痛を生じやすい

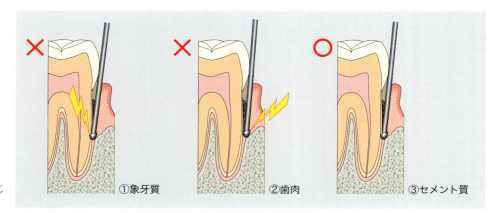

図3-12　SRP時に痛みが生じる理由

　ラークコントロールの重要性を理解し，ブラッシングに意欲が認められ，歯肉も変化し始めたと思われたらできるだけ早期に行います．

　プラークコントロールが確立し，ブラッシングで歯肉が引き締まり歯石が見えるようになってからSRPをするという話を時々聞きますが，それでは遅いと思います．ブラッシングによって見かけ上の歯肉の炎症が少なくなり，歯周ポケットの入口が引き締まり，いわゆる"巾着状態"になってしまうと，早期であれば歯周ポケットの深い部位まで届いたインスツルメントが届かなくなってしまいます（図3-11）．

　プラークコントロールは歯周病予防の手段であって，プラークコントロールのみでは歯周病は治りません．コロナにかかって医者に行ったら，まず，マスクの掛け方や手指の消毒の仕方を指導されるでしょうか？　プラークコントロールばかりを先行させて，いつまでも歯石を残しておくのは，いたずらに治癒を遅らせ，患者さんに無駄な労力を使わせてしまうことになりかねません．私たちの仕事は，歯周病を治すことなのです．

②SRP時に麻酔をしない

　「歯肉縁下をデブライドメントするだけ」であれば，麻酔は必要なく，当院ではSRP時に麻酔をすることはほとんどありません．セメント質には知覚受容器がないため，セメント質だけを削っていれば痛みは出ないはずです．痛いとすれば，歯肉を掻爬していたり，象牙質を削っているからで，それはSRPではありません．医原性の疼痛です（図3-12）．

　歯肉を掻爬すれば，翌日には痛みが出ますし，歯肉は退縮し，歯根は露出し，知覚過

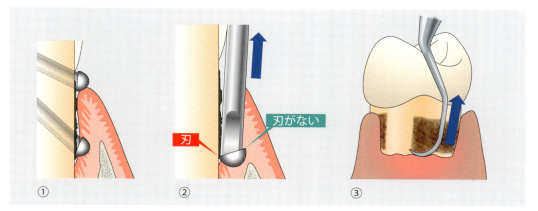

図 3-13 グレーシーキュレットの正しい使い方
①ブレードのフェイスを歯面にできるだけ沿わせて挿入する：シャンクとブレードが 1 平面上にあるので，狭い歯周ポケットの中に無理なく挿入できる
②ポケット底の歯石の下にキュレットを引っかける：ブレードの根面側には刃があり，歯石を除去できる．歯肉側は刃がなく 70°にオフセットされており，歯肉を傷めない
③第 1 シャンクが歯面と一致していることを確認して，引っかけたときと同じ力で一気にポケット上部まで鉋をかけるように掻き上げる．1 ストロークで数 mm 程度の幅ができる．「1 か所を 1 回で完了する」を目標に次の面に移行する

敏の原因になります．特に頰側の歯肉が薄いときは，インスツルメントが歯肉を傷つけたら痛みがわかるように，麻酔をするべきではないと考えています．
③基本を守り，応用を利かす

インスツルメントにはその用途に応じた使い方があり，基本に忠実に用いたときに最も効果を発揮します．特にグレーシーキュレットは，1945 年に Clayton Gracey が「歯肉を傷つけることなく，痛みも伴わないで，誰でも簡単にルートプレーニングできる」キュレットをという思いで開発したものです．

基本動作としては，歯周ポケットに挿入したキュレットの刃先で歯石を感じながら，歯石の最深部に刃先を当てます（図 3-13- ①）．刃先を浮かせないように，そのまま第 1 シャンクの方向へ一気に歯肉縁まで引き上げます（図 3-13- ②）．次に，スムーズになった根面のすぐ脇に沿って，同じように歯石の最深部にキュレットの刃先を当て，隙間を開けないように同じことを繰り返し，全周のルートプレーニングを行います（図 3-13- ③）．このとき，すべての過程で刃先を歯根面から浮かさず，第 1 シャンクの方向にキュレットを引き続けるよう気をつけます．

しかし，インスツルメントの形は常にどの根面の形にも合っているわけではありません．斜めに引いたり，横に動かしたりしないと根面に十分密着しないこともあります．そのようなときも常に第 1 シャンクの方向に引くのは同じです（図 3-14）．

ルートプレーニングがうまくなるためのコツは，
● 他人がきれいにルートプレーニングした歯根面をプローブで触ってみて，感覚でそれを覚える
● それができないときは，新鮮な抜去歯を明視野でルートプレーニングし，根面の感触を覚える

です．

第3章　私たちの歯周治療

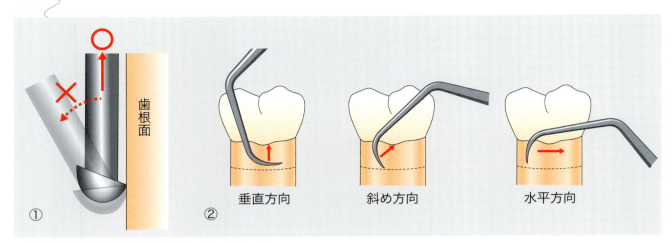

図 3-14　SRP 時の歯肉縁下でのキュレットの動き

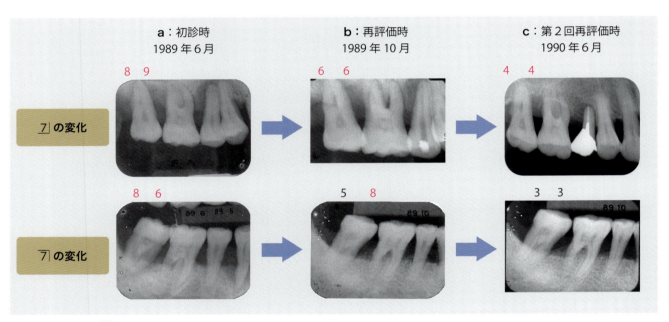

図 3-15　7̄| と 7| の経過

　そして，ルートプレーニングが終了した後は必ず誰かにチェックしてもらうべきです．どんなにベテランで自分では完璧だと思っている歯科衛生士でも，他人がチェックすると意外と見落としがあるものです．

　K.S. さんの場合も，すべての部位を一度でルートプレーニングできたわけではありません．7̄6|67，7̄6|67 に根分岐部病変があります．しかも，7̄6|67 は近心から根分岐部にかけて歯周ポケットが深く，根間中隔が喪失しているという，いかにも経過の悪そうな根分岐部病変でした．一生懸命 SRP を行ったものの，再評価時には 7|67，7̄| には 6mm 以上のポケットおよび BOP が残ってしまいました（図 3-15-b）．再度注意深くルートプレーニングすると，2 回目の再評価時にはほとんどの歯周ポケットが 4mm 以下になり，BOP もやがて消えました（図 3-15-c）．

（3）プラークコントロール

①できるだけ染め出さない

　当院では，できるだけプラークを染め出さないようにしています．染め出してしまうと，どうしても「ダメ出し」的になりがちです．それに，患者さんも歯肉の炎症状態より染色剤の色を落とすことに一生懸命になってしまいます．ブラッシングの目的として大切なのは，歯肉の炎症をなくすことと，抵抗力のある丈夫な歯肉を作ることなのです．その結果としてプラークもコントロールされるのです．プラークコントロールは歯肉の炎症を取り除いたり，歯周炎を治すための環境を作る手段であって，決して目的ではありません．患者さんに，あるいは歯科衛生士にも，プラークコントロールが目的であるように理解してほしくないと思っています．

　できるだけ染め出したくないもう１つの理由は，特に中年の男性の唇を赤く染めたまま歯科医院から街へ出したくない，そこに配慮できない歯科医師や歯科衛生士になりたくないということです．

②ブラッシング方法を始めから細かく言わない

　当院では，始めからブラッシングの仕方を細かく指導することはあまりありません．とは言っても，どんな方法でもいいということではなくて，歯周炎の患者さんの場合は，最終的には歯間挿入振動法を勧めています．この方法は，まずブラシの毛先を歯肉に向けないようにしながら，歯間に挿入します．次に，そこで歯ブラシを振動させながら歯間に押し込みます．つまようじ磨き，スクラビング法と呼ぶ人もいます．この方法のいいところは，わかりやすく，簡単で，毛先で歯肉を傷つけないところだと思います．ブラッシングの回数や時間も決まったものがあるわけではなく，１日１回でもいいからたっぷり時間をかけてほしいとお話ししています．始めのうちは30 ～ 40分，慣れてくると15分くらいでできるようになります．

③補助用具もできるだけ使わない

　歯間ブラシについては，歯間乳頭に炎症があり歯間が大きく開いているようなときは使うこともありますが，炎症が治まればできるだけ早い時期に歯ブラシだけで炎症のコントロールができるようにしています．その理由は，道具はできるだけ少ないほうがいいことに加え，炎症がなくなってから歯肉が歯間を埋めてくるのをできるだけ邪魔したくないと思っているからです．

　OHI に入り歯周病が治っていくにつれ，K.S. さんは徐々に自信を取り戻し，会話も弾むようになり，こんなにおしゃべりな明るい人だったのかと私たちもびっくりしました．指導に対しても非常に積極的で，始めは歯ブラシによる擦過傷を作ってくるくらい一生懸命磨いてくれました．

歯周基本治療のその他の処置

1．歯周組織は自ら治る力を持っている――歯の自然挺出と自然移動

　歯周炎に罹患した歯は，歯根面から起炎物質やプラークが取り除かれると，歯周ポケットが深い側の反対側に傾斜して，歯周ポケットを浅くしようとする傾向があります．

第3章 私たちの歯周治療

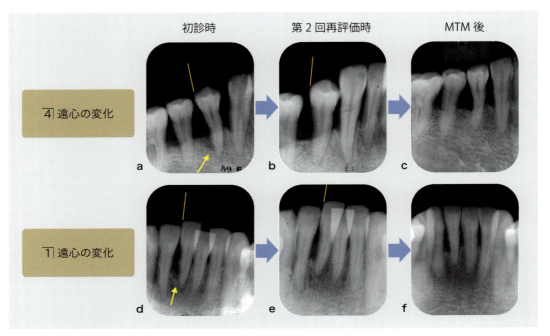

図3-16 歯の移動による歯周ポケットの変化
a：初診時（1989年6月）．4̄ 遠心面に8mmの深い歯周ポケットがある（↑）
b：第2回再評価時（1990年2月）．歯は歯周ポケットの浅いほう（近心）に傾斜し，遠心面のポケットは3mmになった．その後MTMを行った
c：MTM後（1996年2月）．歯周ポケットの再発はない
d：初診時（1989年6月）．1̄ 遠心面に6mmの歯周ポケットがある（↑）
e：第2回再評価時（1990年2月）．歯は歯周ポケットの浅いほう（近心）に傾斜し，遠心面のポケットは3mmになった．その後MTMを行った
f：MTM後（1996年2月）．歯周ポケットの再発はない

K.S.さんの場合も 4̄1̄ にSRPを行うと歯周ポケットが深い 4̄1̄ 遠心側の反対側に傾斜して，歯周ポケットが3mm以下にまで浅くなり，BOPもなくなりました（図3-16）．

また，フレアアウトした歯は歯周炎が治るにつれて舌側に入り，元に戻ろうとします．2̄+2̄ の歯間離開は1991年12月にはすっかり閉鎖し，歯周ポケットは3mm以下，BOPも0になりました（図3-17）．

また，全周にわたりポケットの深い歯は，咬頭を削って自然に挺出させると，挺出した分だけ骨欠損もポケットも浅くなります．5̄ は抜歯予定の歯だったのですが，自然挺出させてみました．12mmあった歯周ポケットが6mmになったところで，挺出もほぼ止まりました（図3-18）．このように，歯周組織には自ら歯周ポケットを浅くしようとする力があるのです．それを暫間固定によって妨げてはならないと思います．

このことを教えてくれたのは残根です．ずっと以前から，残根には歯周ポケットがないことに気づき，なぜだろうと思っていました．歯周ポケットがなぜできるかがわかれば，自然に理解できることと思います．

どういうことかというと，炎症は細菌の侵襲に対して防御するシステムです．歯周炎になると，歯周ポケットがつくられ，そこを戦場として防御機構が働きます．しかし，残根はプラークが停滞しにくいうえに対合歯がなく，歯周ポケットができたとしても歯

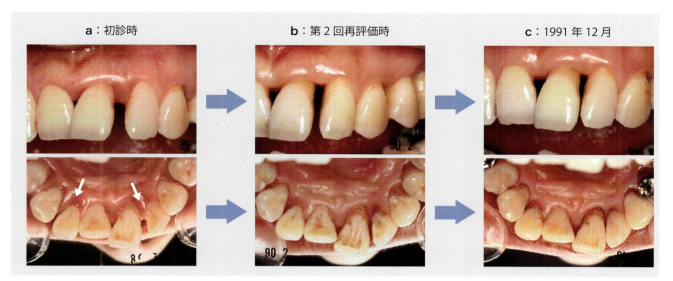

図 3-17　フレアアウトした歯の復位
a：初診時（1989 年 6 月）．フレアアウトした跡（シュプールと呼んでいる）がある（↓部）．炎症がなくなれば元の位置に戻る
b：第 2 回再評価時（1990 年 2 月）．かなり戻ってきた
c：ほぼ元の位置に戻って，歯間空隙がなくなった（1991 年 12 月）

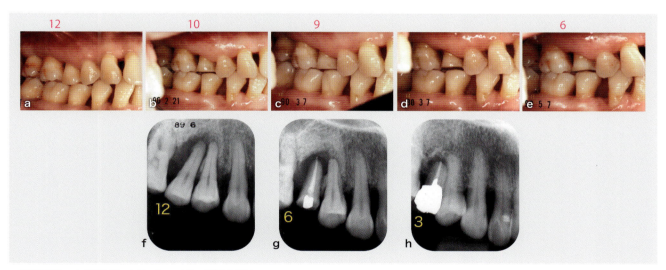

図 3-18　自然挺出によるプロービング値の減少
a：5|の自然挺出前．遠心の歯周ポケットは 12mm，失活していた（1989 年 11 月）
b：歯冠長 1/3 を削除（1990 年 2 月）
c：2 週間後．挺出して咬合した（1990 年 3 月）
d：同日再度削除した
e：ポケットが 6mm になったので挺出を終了した（1990 年 5 月）
f：初診時（1989 年 6 月），5| 遠心のポケットは 12mm
g：自然挺出終了時（1990 年 7 月），ポケットは 6mm，根尖病変の境界がはっきりし，頰舌的に貫通しているように見える
h：14 年後（2003 年 12 月），歯槽骨頂の線が明瞭になってきた

が挺出することで戦場をつくらせないので歯周炎にならないのだと思います（図 3-19）．

だとすれば，深い歯周ポケットのある歯の咬頭を削って歯を自然に任せて挺出させれ

53

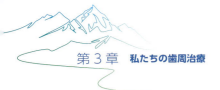

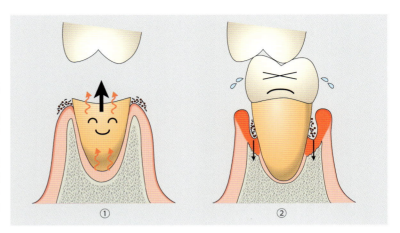

図3-19 残根に歯周ポケットができない理由
①挺出により細菌の侵襲を押し出すことができる
②対合歯があるので挺出することができず，細菌の侵襲から遠ざかるために歯肉溝は深くなり，歯槽骨は吸収する

ば，歯周ポケットは浅くなるのではないかと思いました．すり鉢状の骨欠損の歯の頭を落としたら本当に挺出して歯周ポケットも浅くなったので，意図して行うようになりました．今では日常的に自然挺出を診療のシステムに採り入れています．

2．暫間固定

このように歯の移動によって歯周ポケットは浅くなるので，歯周基本治療中の暫間固定は注意が必要なのですが，では，いつ，どんなときに暫間固定が必要になるのでしょうか．歯周基本治療中であれば，動揺のために日常生活（会話や食事）に支障がある場合にのみ暫間固定をすることにしています．また，SPTに移行してもまだ動揺があって，予後が不安だと思うときは暫間固定を考えます．

K.S.さんの場合も，5⏋46，5⎾56には2度，⎿5には3度の動揺がありましたが，歯周基本治療中は暫間固定しませんでした．しかし，⎿5はSPT移行時になっても動揺が2度で咀嚼力の回復も思わしくなかったので，一時的に暫間固定をしました（図3-20）．前歯〜小臼歯の暫間固定は，リガチャーワイヤーによるバルカン固定をしたうえでスーパーボンドで補強します．スーパーボンドのみの暫間固定は外れたときの過重負担を考えると危険だと思います．そこに結紮線があれば安心です．

3．咬合の安定とブラキシズム対策

歯周炎に罹患すると歯の挺出や移動により咬合が変わり，咬合性外傷を生じやすくなります．そこにブラキシズムなどが重なると，歯はますます動揺し，移動します．すなわち，歯周炎が咬合性外傷を引き起こすのです．

一方，咬合性外傷が歯周病を引き起こすかについては，イヌにジグリングフォースをかけた研究（動物実験）がありますが[19]，歯周炎になる前の歯に強力な力が加わればどのような結果になるかは，臨床をつぶさに見ている臨床医が一番よく知っているのではないでしょうか．すなわち，歯肉炎に罹患した歯に咬合性外傷が加われば，容易に歯周ポケットができてしまいます．

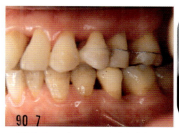
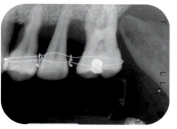
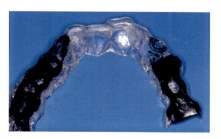

図 3-20 |5 の一時的な暫間固定（1990 年 7 月～10 月）スーパーボンド＋リガチャーワイヤーによるバルカン固定

図 3-21 睡眠時ブラキシズムを緩和するための口腔内装置（OA）（1999 年 11 月）

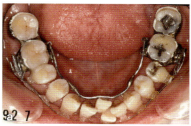
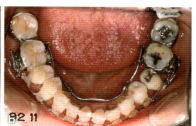

図 3-22 歯周基本治療後，MTM の実施
a：装置装着時．歯周病の歯は固定源を強固にする必要がある
b：3 か月でおおむね終了．歯間空隙を小さくするために隣接面を少しスライスしてある

　K.S. さんも肩こりや起床時の頭痛がひどく，ときどきめまいもありました．左側の顎関節にはクリッキングと開口時疼痛が少しあり，咬合も著しく不調和でした．口腔内も頰粘膜に圧痕があり，明らかに咬合性外傷の関与が疑われました．早速，口腔内装置（OA）を使ってもらい（図 3-21），併せて自己暗示療法も実行してもらいました．

4．下顎位の決定

　上述したように，歯周病が進行するときも治癒していくときも歯は挺出・移動するので，来院のたびに咬合が変わっていると考えられます．また，それに伴って下顎位も変化します．歯周基本治療中に OA を使用してもらったり咬合調整しながら時間をかけて下顎位を決めていくことが，将来的に咬合の問題が生じない最良の方法だと思います．

5．矯正的移動

　歯周炎によって歯間離開したり，垂直性骨欠損ができたり，歯根周囲にすり鉢状の骨欠損ができたりしたケースにおいては，矯正装置を用いてそれらに対処することができます．しかし，私は骨の形態にこだわるのはあまり好みません．骨形態が少々不ぞろいであっても，予後を著しく障害することはないと思いますし，フラップを開いたり，骨を削ったりされる患者さんのダメージとメリットを秤にかけて判断すべきだと思います．
　しかし，歯周基本治療中に治癒過程で移動した歯が，SPT では邪魔になるようであれば，ある程度矯正的に移動させることも必要だと思います．K.S. さんも歯周基本治療中の治癒過程で歯が大きく移動して下顎前歯を中心に歯列が乱れたことから，矯正装置で歯列を整えることにしました（図 3-22）．

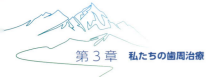

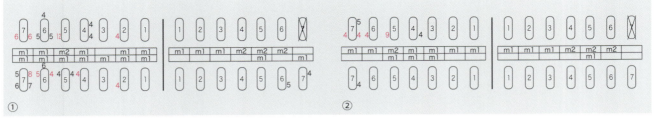

図 3-23 再評価時のプロービングチャート
① 第 1 回再評価時（1989 年 10 月）．5̲|はホープレスのため，SRP を行っていない
② 第 2 回再評価時（1990 年 2 月）．5̲|も SRP を行った．プロービング値 4 mm 以上は 5 歯になった

6．抜歯

　第 2 章でも述べたように，歯周病に罹患した歯に対する私の抜歯基準は簡単で，機能しなくなったとき，です．私はたとえ一見保存不可能かと思われる歯も，初期のうちに抜歯することはしません．暫間固定して機能すればしばらく使えます．

　抜歯の時期が遅すぎると，歯槽骨が吸収して義歯の安定が悪くなると言いますが，私はそれで後悔した経験はありません．早期に抜歯して，義歯を入れてしまうことのほうが，どれほど多く歯槽骨を吸収しているかしれません．それよりも機能している歯を 1 本でも多く保存してよく噛めることのほうが，はるかに多くのメリットがあると考えています．

再評価

　SRP が一通り終わってほぼ 1 か月後に，1 回目の再評価を行います．再評価してプロービング値が 4 mm 以上あるいは BOP があり，根面が粗造であれば，再 SRP を行います．再 SRP をしてからまた 1 か月後に再々評価を行い，同じことをします．

　K.S. さんは，初診時にはプロービング値が 4 mm 以上ある歯が 23/27 歯でしたが（図 3-9-③），3 か月後の第 1 回再評価時（1989 年 10 月）には 12/27 歯になり，7 か月後の第 2 回再評価時（1990 年 2 月）には 5/27 歯になりました（図 3-23）．担当は 4 年目の歯科衛生士でした．この急速な回復を見たときに私は，開業以来 20 年，歯科衛生士を育てるのに頑張ってきたご褒美に，神様がこの歯科衛生士を差し向けてくれたのではないかと思ったほどでした．

確定的治療

　歯周基本治療で 4 mm 以上の歯周ポケットが残ってしまった場合，取るべき手段は次のいずれかになります．
　　①歯周外科をする
　　②そのままメインテナンスする
　　③その他（ヘミセクション，ルートセパレーション，自然挺出など）

前述したように，上顎の第一小臼歯や下顎の前歯のように歯根に凹面のある歯や，根分岐部病変のあるところは，歯周外科をしたところで凹面は一時的には付着するものの，いずれはポケットが再発しやすく，根分岐部病変のあるところはかえってプラークコントロールがしにくくなってしまうことがあると思います．したがって，そのような部位では歯周外科のメリットは少ないでしょう．それならば，そのままメインテナンスに移行しても結果はさほど変わらないような気がします．ヘミセクションやルートセパレーションも，その歯の寿命が著しく延びたということは少ないように思います．

　K.S. さんの 7| と 6| も根分岐部病変の懸念があったため，そのままもう少し経過を観察することにし，歯周外科は行いませんでした． 5| は始めから保存の見込みなしと思っていた歯でしたが，窮余の一策で自然挺出しました．スムーズに挺出し，ポケットが 6 mm になったところで止まったので，そこで歯冠修復しました．

口腔機能の回復

①いつ歯周基本治療を終了にするか

　歯周治療においては，どこで歯周基本治療を終了とし，歯周外科手術あるいは口腔機能回復治療，すなわち補綴処置に移行するかは迷うところです．私は，できれば「すべての歯周ポケットが 4 mm 以下」になって，「BOP が 0 ％」になってからと考えています．しかし，歯周ポケットの数値にとらわれるあまり，「よく噛めるようにすること」を忘れてはいけないと思います．

②生活習慣の改善がもたらす健康

　初診時の K.S. さんは毎日，職場でも家でも欠かさず甘いものを食べていましたが，「診断」後はまったく食べなくなり，家族も K.S. さんにならって甘いものを食べなくなったそうです．K.S. さんは歯周病が治っただけでなく，家族の食生活をも変えたのです．私が目標としている「次の世代に責任の持てる仕事」を少しかなえてくれました．

　また咀嚼訓練も真面目に取り組み，SPT 移行時には咀嚼能力表のすべてのものが，左右両方で噛めるようになりました．また，咬合力も右で 40 kg/cm^2，左でも 26 kg/cm^2 と正常値の範囲まで回復しました（図 3-10- ④）．

　全身状態についても，当院に通い始める前にあっためまいや疲労感，貧血の症状がなくなりました．また，自己暗示療法と OA によりブラキシズムへの対策を行った結果，以前は生理のときは必ず具合が悪くなり横になることが多かったそうですが，歯周基本治療終了後は稲刈りをしたり，体を動かしていることのほうが多いと言います．また，動けなくなるほどの頭痛も，いつの間にかすっかりなくなっていました．

　歯周基本治療後の口腔機能回復治療としては |4 5 6 の暫間固定を連結歯冠修復物にし， 5| に鋳造冠を装着しました．

SPT

　長い間患者さんを診ていると，歯周病に罹患した歯の寿命を左右しているのは，「ど

ういう治療をしたか」ではなくて，「どのようにメインテナンスしたか」だということがよくわかります.

　口腔機能回復治療が終了したら，もう一度歯周組織検査を行い，補綴装置のプラークコントロールについての話を含めて OHI を行い，SPT へ移行します．SPT 中の来院日はその都度決めます．重度歯周炎の患者さんは，初めは 1 か月間隔で始めます.

　K.S. さんはどうも意志力が持続しない方で，言われたときは一生懸命やるのですが，すぐ気が緩んでしまい，何回もネジを巻くことがありました．あるとき「僕にとっては，お医者さんが癌の患者さんを扱うのと同じくらい真剣なんだ」と言って，こちらの姿勢を理解してもらったこともありました．そういうこともあって，SPT 初期は 3 か月ごとに，SPT 5 年後からは 6 か月ごとに定期検診を行っていきました．その間も来院するたびにプラークコントロールに問題があり，6| 根分岐部は 3 方向から through and through になってしまいました.

口腔内は人生のイベントを映し出す

　初診から 13 年経った 2002 年，K.S. さんは次女のところにお孫さんができ，勤務先の病院の配置換えで案内係になり，「話す機会が多く毎日が楽しい」と言って，こちらも驚くほど明るくなりました.

　ところがそれもつかの間，翌年にヘビースモーカーだったご主人（59 歳）がウイルス性肺炎から肺気腫を併発し急死．三日三晩泣き明かし，一時は食事もできない状態だったそうです．その後，K.S. さんはうつ病を発症し，甘いものをむちゃ食いするようになり，精神安定剤と入眠剤に頼るようになってしまいました．また，次男も結婚し，認知症気味の 86 歳の義母と 2 人暮らしになりました．定期検診に見えても，明らかにブラッシング不足の弱々しい歯肉になっていました.

　2004 年，うつ状態で組合運動をしていたら今度は躁状態になり，3 か月入院して時短勤務になりました．そして，さらに甘いものをむちゃ食いし，歯肉はますます弱々しい状態になってしまいました．2007 年には歯周ポケット 4 mm 以上が 11/27 歯に，根面う蝕は 6 歯に及んでいました．また，躁うつ病の服薬のせいか口渇もあり，プラークも残っていました．この頃から義母が徘徊するようになり，介護やつれも重なっていました.

　それでも，定期検診には必ずおいでになるのです．そして僕の顔を見るなり，「先生，怒られに来ました」と言います．そこで，歯科衛生士には「いいか，決してブラッシングが悪いとか甘いものはいけないとか言うな．ただ，頻繁に定期検診に来てもらい，黙って術者磨きをしてあげなさい」と言い，定期検診を 2 か月ごとにしました.

　2009 年，ようやく口腔内の状態も落ち着き，歯周ポケット 4 mm 以上も 8/27 歯になりましたので，3 か月ごとの定期検診にしました．しかし「覆水盆に返らず」で，一度再発した歯周炎はなかなか良くなりません．プラークコントロールの状態は一進一退でしたが，2011 年に定年退職されて以降は時間ができたせいか，いつもきれいに磨いて来られます.

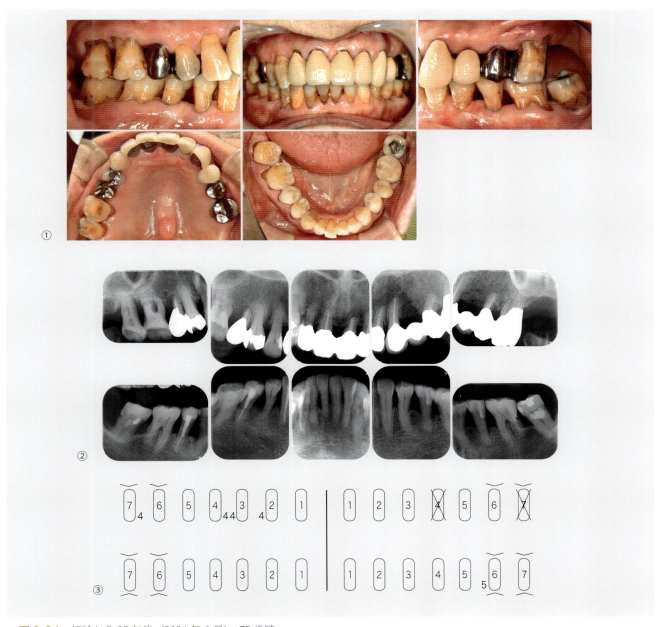

図 3-24 初診から 35 年後（2024 年 6 月）．75 歳時
① 口腔内写真，② デンタル X 線写真（2023 年 8 月時），③ プロービングチャート

　ところが 2019 年の定期検診のときに，今まで歯周ポケットがなかった 5| にプローブが 6 mm 入るようになっていたので，歯周組織再生療法を行いました．最近は甘いものも増え，プラークコントロールも悪くなり，6| 遠心をはじめとして，う蝕も増えてきました．もともと口腔の健康維持に強い意志のない患者さんが高齢になり，長期にメインテナンスしていくことの難しさを感じています（**図 3-24**）[17]．

第3章 私たちの歯周治療

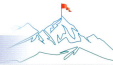

■ 本症例の歯周治療のゴール評価

- 経過年数：35年
- 主に行った歯周治療：歯周基本治療，5| 歯周組織再生療法
- 残存歯 27 歯 → 26 歯
- 歯周ポケット 4mm 以下 → △ （6| に 5mm のポケット）
- BOP 率 10％未満 → ○
- 連続した骨頂線（欠損部を除く） → △（下顎前歯部で不明瞭）
- 鍛えられた歯肉 → △

文献

1) 谷口威夫．50年の臨床から紐解く歯周基本治療 9．SRPをすると歯槽骨が再生する!?　歯界展望．2021；138(3)：511–521．
2) 谷口威夫，山岸貴美恵．6ミリ以上の歯周ポケットも改善できる8つの階段．デンタルダイヤモンド社，2016；19，30．
3) Ramfjord SP, Caffesse RG, Morrison EC, et al. 4 modalities of periodontal treatment compared over 5 years. J Clin Periodontol. 1987; 14(8): 445–452.
4) Lindhe J, Socransky SS, Nyman S, et al. "Critical probing depths" in periodontal therapy. J Clin Periodontol. 1982; 9(4): 323–336.
5) Lindhe J, Westfelt E, Nyman S, et al. Long-term effect of surgical/non-surgical treatment of periodontal disease. J Clin Periodontol. 1984; 11(7): 448–458.
6) Melcher AH. On the repair potential of periodontal tissues. J Periodontol. 1976; 47(5): 256–260.
7) Nyman S, Lindhe J, Karring T, Rylander H. New attachment following surgical treatment of human periodontal disease. J Clin Periodontol. 1982; 9(4): 290–296.
8) Listgarten MA, Rosenberg S, Lerner S. Progressive replacement of epithelial attachment by a connective tissue junction after experimental periodontal surgery in rats. J Periodontol. 1982; 53(11): 659–670.
9) 河内美穂，小川哲次，岡本　莫，ほか．Long Junctional Epithelium に関する組織学的研究—その成立と結合組織性再付着との関係について．日歯周誌．1991；33(2)：385–395．
10) 橋本貞充，井上　孝，下野正基，ほか．ラットの実験的歯周炎の治癒過程に関する病理組織学的研究．日歯周誌．1992；34：72．
11) 下野正基．長い上皮性付着は本当に不安定な治癒像か？接着タンパクにより明らかになってきた，付着上皮の接着と移動のメカニズム．歯界展望．2007；110(3)：413–438．
12) 下野正基．新編 治癒の病理 臨床の疑問に基礎が答える．医歯薬出版，2011；144–149，155．
13) Ramfjord SP（石井正敏，訳）．歯周療法学における諸概念の変遷．日本歯科評論．1987；532：160–170．
14) 石井正敏．Sigurd Peder Ramfjord の業績とその時代．歯界展望．1998；91(3)：681–694．
15) 村上伸也，藤原千春，岩山智明．歯周病新分類の解釈とその応用．日臨歯周病会誌．2021；39(2)：20–26．
16) 谷口威夫．50年の臨床から紐解く歯周基本治療 7．歯が動く　歯を動かす．歯界展望．2021；138(1)：100–109．
17) 谷口崇拓．歯周病患者の長期的な継続管理と治療戦略．デンタルダイヤモンド．2024；49(9)：63–67．
18) Moore J, Wilson M, Kieser JB. The distribution of bacterial lipopolysaccharide(endotoxin)in relation to periodontally involved root surfaces. J Clin Periodontol. 1986; 13(8): 748–751.
19) Ericsson I, Lindhe J. Effect of longstanding jiggling on experimental marginal periodontitis in the beagle dog. J Clin Periodontol. 1982; 9(6): 497–503.

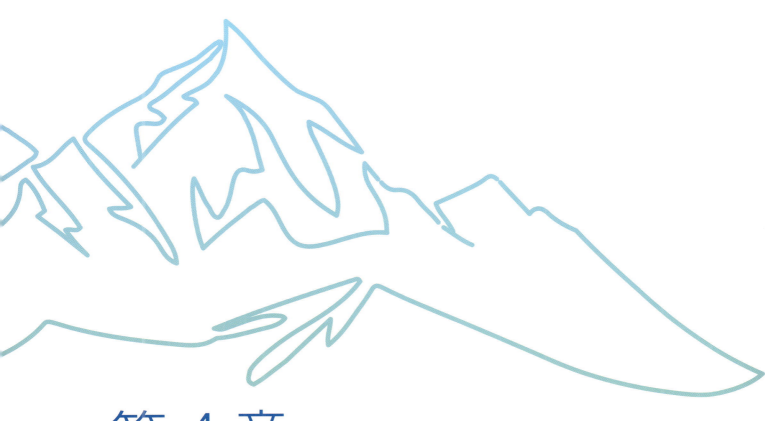

第4章
若年者の歯周治療

侵襲性歯周炎とは

　若い人で同じような特徴を示す重篤な歯周炎の患者さんが来ることがあります．いずれも初発が20歳代で，分類で言えば広汎型侵襲性歯周炎，ステージⅢ～Ⅳ，グレードCという状態です．第2章で紹介した40歳代の患者Y.I.さんも，同じ部類の歯周炎だと思います．

　侵襲性歯周炎は，「全身的に健康ではあるが，急速な歯周組織破壊，家族内集積を認めることを特徴とする歯周炎である．一般的にはプラークの付着量は少なく，患者は10～30歳代が多い．患者によっては A. actinomycetemcomitans の存在比率が高く，生体防御機構，免疫応答の異常が認められるなどの二次的な特徴がある．罹患率は0.05～0.1％」[1]とされ，以前は「若年性歯周炎」，「急速進行性歯周炎」とも言われた特徴的な歯周炎です．歯周組織の破壊があまりにも著しく，どう対処してよいか戸惑います．ここでは，試行錯誤しながら25年以上関わってきた2症例を紹介します．

SPT継続の重要性を実感したケース

　当院で4年間勤務してくれたベテラン歯科衛生士が転居し，別の歯科医院に勤め始めました．そんなある日，彼女から「私の手には負えない患者を診てほしい」と電話がありました．

　R.M.さんは20歳のさっぱりした感じの女性で，介護の専門学校に通う学生さんでした[2, 3]．初診時（1984年9月）は紹介来院のせいか緊張しておびえているような様子で，ほとんどしゃべりませんでした．

　後に聞いた話も含めると，「健康状態はいたって良好で，病気などはしたことがない．中学生の頃から上下左右の奥歯がときどき腫れたりしみたりした．近医に行ったら神経を抜かれ，あとは歯槽膿漏だから仕方がない，と言われた」とのことで，主訴は「奥歯でものが噛めない」でした．

　後日，R.M.さんの母親に来院してもらいましたが，歯周病は軽度，父親には来院してもらえませんでしたが，奥様の話では歯周病で抜歯しており，義歯を入れているということでした．

　口腔内所見（図4-1）としては，6̲ 遠心頰側根は歯周ポケット深さが9mmで3度の動揺，根分岐部病変にはプローブが水平的に7mm入り，ドロッとしたBOPがあります．若年者の重度の侵襲性歯周炎では，第一大臼歯や前歯が選択的に著しく侵襲されることが特徴の1つですが，R.M.さんもそういう典型的な患者さんでした．

　主訴の解決として，6̲ が腫脹していたので，抗菌薬を6日間服用してもらいました．6̲ は動揺が著しかったため保存は難しいと思いましたが，まずは 5̲6̲7̲ の暫間固定を行いました．たとえホープレスの歯でも，この患者さんは当院に抜いてもらいに来たのではなく，治してもらいに来ているので，後日納得していただいてから抜歯するほうがよいと考えました．

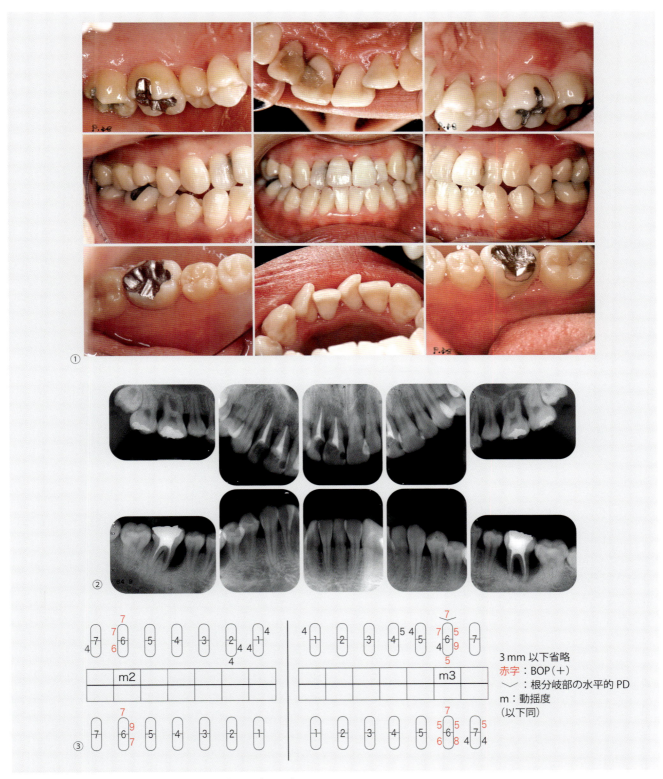

図 4-1 R.M.さん，20歳女性．初診時（1984年9月）
①口腔内写真，②デンタルX線写真，③プロービングチャート
歯周ポケット4mm以上が11歯．プラークコントロールはおおむね良好であった

第4章 若年者の歯周治療

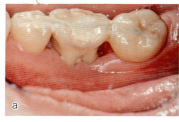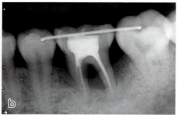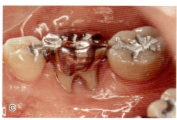

図 4-2 6⏋ の経過
a：フラップ手術後2週間（1984年10月）．歯肉が下がり歯根が露出してしまった
b：術後9か月（1985年6月）．歯周ポケットは3mm以下になった
c：初診から6年（1991年1月）．根分岐部病変が進行し，根尖方向にも8mm入るようになったため抜歯した

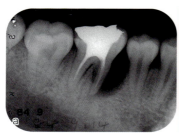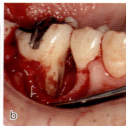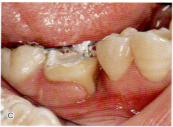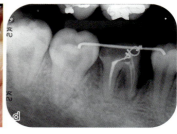

図 4-3 ⏌6 の経過
a：初診時（1984年9月）．近心の歯周ポケットは9mm（麻酔下で12mm）
b：フラップ手術中（1984年11月）．近心根の根面は比較的汚染されていない
c：遠心咬頭を支点に近心根を挺出（1985年1月）
d：挺出終了時（1985年6月）．歯周ポケットは3mmになった

1．治療の経過

SRPは紹介してきた歯科衛生士によって終了しており，プラークコントロールはおおむね良好でしたので，確定的な歯周外科に移行しました．

6⏋の頰側2根は，SRPを行うとキュレットが根尖を回ってしまい，5⏋の遠心や7⏋近心の歯周ポケットも深くなってきたので，5か月後に抜歯しました．専門学校の夏休み中にブリッジを入れたいと言うので，5̄6̄7̄ のブリッジを装着しました．

6⏋6 も保存が厳しい歯でしたが，できるだけのことをしようと思い，フラップ手術を行うことにしました．6⏋のフラップ手術では，近心舌側から遠心根尖まで歯槽骨がなく，根面をSRPしたところ動揺が著しくなったため，同時に暫間固定をしました（図4-2-a，b）．6⏋は術後に歯肉が大きく退縮してしまい，根分岐部も貫通したため，歯間ブラシで清掃することにしました．動揺はなくなり，歯周ポケットも一時は3mm，BOP0％と安定してきました．

⏌6も初診から間もなくフラップ手術を行いましたが，⏌6 の近心根は根尖まで歯槽骨がありませんでした（図4-3-a，b）．どの歯の根面も若年者の侵襲性歯周炎によく見られるようなセメント質がないのかと思われるようなスムーズで硬い，歯石や付着物の少ない根面でした．歯肉が退縮するのを防ごうと考え，フラップを歯冠側に移動して縫合しましたが，2か月もすると歯根が露出して徒労に終わりました．そこで，近心根を中

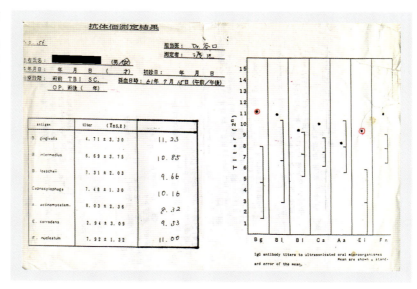

図 4-4　ELIZA の結果
　B. g.(P. g.) が最も高く，A. a. は中間値であった（1986 年 7 月）

心に矯正的に挺出してみたところ（図 4-3-c），近心根の挺出に伴い歯槽骨が再生してくるように見え，9 mm あった歯周ポケットは 3 mm にまで改善し，BOP もなくなりました（図 4-3-d）．

　その当時，母校である東京医科歯科大学の石川烈先生のご厚意で，歯周病原細菌に対する血清抗体価の酵素免疫測定（ELIZA）をお願いすることができ，調べていただきました．若年者の侵襲性歯周炎に特徴的に存在比率が高い A. a. 菌が高いと思っていたのですが誤差範囲内で，B. g., B. i., B. l., C. a. の各菌が高いという，意外な結果でした（図 4-4）．

　R.M.さんは，初診の頃は真剣にわれわれの指示どおりにブラッシングをしてくれていたのですが，かなりおおざっぱな性格であるらしく，慣れてくるに従って明らかにいい加減にしか磨いていない様子が見られました．また，卒業，就職と続いて，職場が当院から 40 km 離れていて，仕事内容も介護という重労働のためか，SPT にも来院されなくなりました．

2．繰り返す SPT 中断

　1988 年，R.M.さんが 2 年ぶりに来院したときは，6| 遠心の歯周ポケットは 9 mm，BOP もあり，すっかり元の状態に戻っていて侵襲性の歯周炎の恐ろしさを思い知らされました．そこで，もう一度真剣に歯を守ることを決意してもらい，6 か月通院してもらいました．簡単ではなかったものの，R.M.さんも市内に転職したことでホームケアを頑張ってくれるようになり，何とか歯周ポケットが 3 mm・BOP 0 ％に回復したため，SPT で 3 か月ごとに経過をみていくことにしました．

　ところが再び来院が途切れてしまい，2 年ほど経った 1991 年に，6| が痛いと言って来院されました．このときにはプラークコントロールも悪く，歯周ポケットも 8 mm に戻り，保存の限界を超えている状況だったためやむなく抜歯し（図 4-2-c），ブリッジ

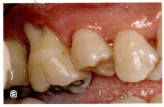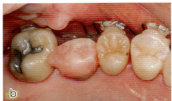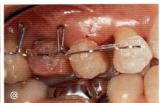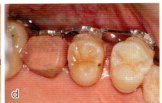
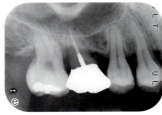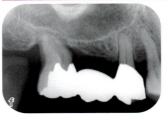

図 4-5 6| の経過
a：フラップ手術直後（1985 年 1 月）．遠心頬側根が露出，歯周ポケットは 4 mm になった
b：頬側 2 根抜去（1992 年 2 月）．口蓋根が口蓋側に寄りすぎている
c：口蓋根を頬側へ移動
d：頬側移動終了時（1992 年 4 月）
e：歯冠修復後（1992 年 11 月）
f：34 年後，7| 抜歯直前（2018 年 9 月）

を入れました．「1 本でも 1 日でも長く持たせよう」と思う私たちの意図とは異なり，R.M.さんは「だめな歯は抜いてブリッジにしてもらったほうがいい」と考えていて，どうもこちらの思いとすれ違っていたようです．

6| の根分岐部は 3 方向から貫通していて，フラップ手術を行うと遠心頬側根は根尖近くまで露出してしまいましたが，歯周ポケットは 4 mm にコントロールされていました（図 4-5-a）．R.M.さんが「SPT に来るのが大変だ」と言うので，清掃性を高めるために頬側 2 根を分割抜去しましたが，残った口蓋根が口蓋側に寄りすぎていたため（図 4-5-b），頬側に移動させて（図 4-5-c，d）歯冠修復を行いました（図 4-5-e）．

R.M.さんはその後 1998 年に結婚，翌年出産，その 1 年後に職場復帰しましたが，その間 SPT には来院せず，3 年ぶりに 7| が腫れたと言って来院したときには，遠心の歯周ポケットは 11 mm になっていました．侵襲性歯周炎をコントロールする難しさを改めて思い知らされました．その後もフラップ手術を行って一時は 5 mm にまで回復しましたが，第 2 子さらに第 3 子を出産し，その間も仕事を続けていて，とても SPT どころではなかったようです．初診から 26 年後の 2010 年に 5 年ぶりに来院されたときには，6| は動揺が大きく，抜歯せざるをえない状態でした．7| も不安な状態でしたが，⑦⑥⑤ にブリッジを装着しました．

3 人のお子さんの育児が一段落してからはようやく年 1〜2 回は定期検診に来院されるようになりましたが，もっと早い段階から定期的に SPT に来院していたら |6，6| を保存できたのではないかと，非常に残念に思います．さらに，不安材料の 7| は，8| を抜歯後，遠心の根分岐部の歯周ポケットが深く，根尖まで歯槽骨がなくなり，初診から 34 年後（2018 年 9 月）に抜歯になりました（図 4-5-f）．

SPT には来院されてもプラークコントロールは甘いところがあり，決して優秀な患者

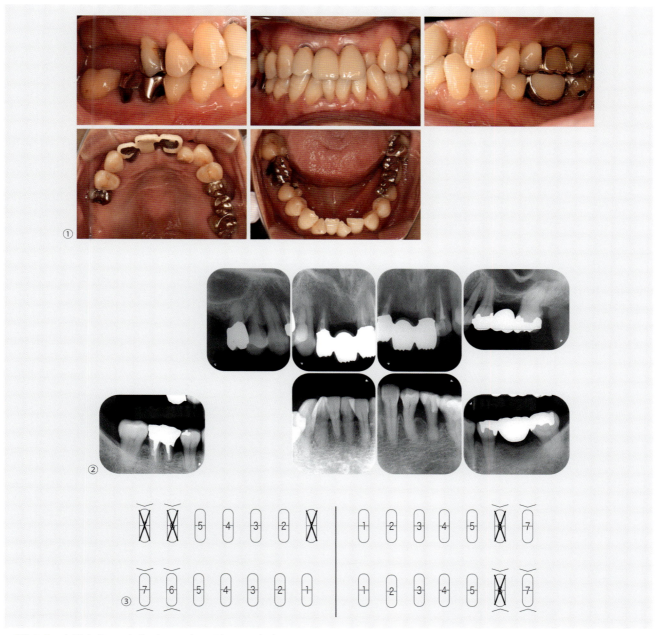

図 4-6 初診から 40 年後（2024 年 4 月），60 歳時
①口腔内写真（2023 年 8 月），②デンタル X 線写真，③プロービングチャート

　さんとは言えない R.M. さんでしたが，介護士になり，結婚して 3 児を出産，育児をしながら仕事も継続する，というバイタリティあふれる方でした．その間，6] を 26 年，7] を 34 年，何とか持ちこたえられたのは，彼女なりに一生懸命ホームケアをしてくれていたためだと思います．
　結局，40 年間で 5 歯失いました（図 4-6）．6|6，[6 は初診時から状態が悪かったので仕方ないとしても，7 1] は非常に残念です．若年者の侵襲性歯周炎には，継続した SPT が欠かせないことを改めて教えられました．

第4章 若年者の歯周治療

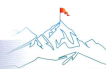

■ **本症例の歯周治療のゴール評価**

- 経過年数：40年
- 主に行った歯周治療：歯周基本治療，7 6|6 7，7 6|6 7 フラップ手術
- 残存歯 28 歯→23 歯（7 6 1|6，|6 抜歯）
- 歯周ポケット 4 mm 以下→○
- BOP 率 10 % 以下→○
- 連続した骨頂線（欠損部を除く）→△（不明瞭）
- 鍛えられた歯肉→△（ムラがある）

生活の改善を持続することの難しさを知ったケース

　1995年12月，暮れも押し詰まった朝，スーパーマーケットで事務や接客の仕事をしている21歳の女性，M.T.さんが来院しました[2]．

　主訴は「上の前歯の歯ぐきが腫れて歯が動いていて，痛くて食べられない」ということでした．口腔内を診てみると，1|1 は2度の動揺があり，急性炎症を起こしていて排膿もあります．前医では抜歯してブリッジを勧められたが，抜きたくないので放置していた，とのことです．

　主訴の解決として，このままでは食事をするにも不自由なので，初診日に 3＋3 をリガチャーワイヤーとスーパーボンドでバルカン固定しました（図 4-5-①）．検査の結果，1|1 は歯周ポケットが全周にわたり 10 mm，動揺度 2 度，BOP ありでホープレスと思われました．また，すべての第一大臼歯に根分岐部病変があり，垂直的な歯周ポケットも 6 mm 以上，BOP もあります（図 4-7-②，③）．典型的な若年者の広汎型侵襲性歯周炎でした．

　診断のために夕方，来院してもらって，現在の状態，今後の治療についてお話ししました．M.T.さんは将来，看護師になりたいという強い希望があり，その学費を調達するためにスーパーに勤めているという話でした．前歯の保存は厳しいとお伝えしたところ，「何とか残してほしい．でも，歯の治療費はすべて健康保険内の最小限の範囲で」という希望でした．必死にブラッシングしてくれれば数年は持つかもしれないとお伝えし，一緒に頑張ることになりました．

1．治療の経過

　OHI を担当したのは，ベテランの歯科衛生士でした．歯周ポケットが深い部位には，SRP のたびに歯周ポケット内に抗菌薬を注入しました．M.T.さんは朝 10 分，昼 2 分，夜 30 分（ときどき 60 分），歯間挿入振動法でブラッシングをしてくれました．根分岐部に対しては，特に歯間ブラシを挿入するなどせずに，歯肉が退縮しないよう同じ歯ブラ

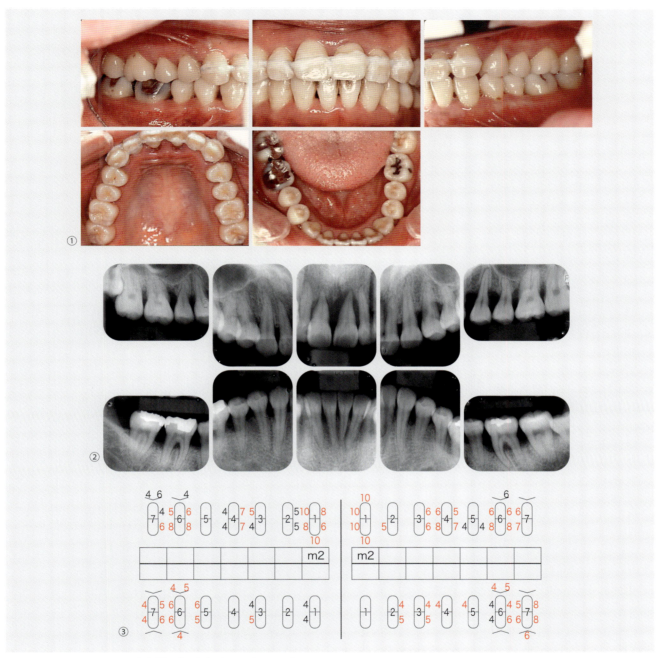

図 4-7 M.T.さん，21歳女性．初診時（1995年12月）
①口腔内写真（1996年2月，OHI開始時），②デンタルX線写真，③プロービングチャート
3〜3 は初診時に暫間固定した

シで同じように磨いてほしいと伝え，初めの頃はイソジン（ポビドンヨード）で含嗽もしてもらいました．

　M.T.さんは食にはまったく無関心で，食べたいものを適当に食べていました．そこで，看護師になるなら食事をきちんと摂り，食品の選択についても関心を持つようお話ししました．すると，甘いものの摂取をすぐにやめただけでなく，食品表示を見て添加物や

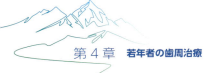

第4章　若年者の歯周治療

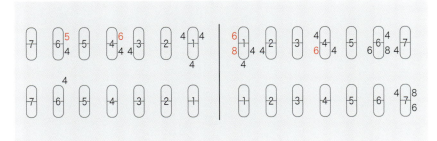

図4-8　第1回再評価時（1996年5月）のプロービングチャート

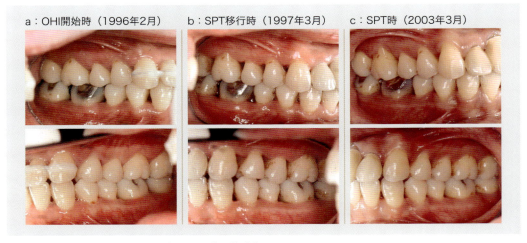

図4-9　SRP後の臼歯部歯間乳頭の回復（頬側）
　SRP後，臼歯部の歯間歯肉がクレーターになった（b）．SPT移行時までは歯間ブラシを使ったが，SPTに移行してからは歯ブラシによる歯間挿入振動法のみに変更し，歯間乳頭が回復してきた（c）

化学調味料などに気をつけるようになり，食事もご飯をきちんと食べるようにしたそうです．しかし禁煙は難しく，初診時は1日10本だったのを5本に減らすのがやっとでした．

1）再評価に基づく治療

OHI開始から3か月後に，第1回の再評価を行いました．歯周組織の反応は驚くほど良く，初診時は4 mm以上の歯周ポケットが24/28歯に見られたのが，11/28歯になりました（図4-8）．

しかし，SRP後，臼歯部の歯間歯肉に深いクレーターができてしまったため（図4-9-b，図4-10-b），一時的に歯間ブラシを使ってもらいました．1|1 間は歯間乳頭がなくなってしまいましたが，歯槽骨の状態を考えるとやむをえなかったと思います．根分岐部は，引き続き歯ブラシのみでブラッシングしてもらいました．また，再度SRPをしても |7 遠心に8 mmの歯周ポケットが残ったため，|8 を抜歯してSRPを行ったところ，OHI開始から9か月後の第4回の再評価時には4 mmに改善しました．

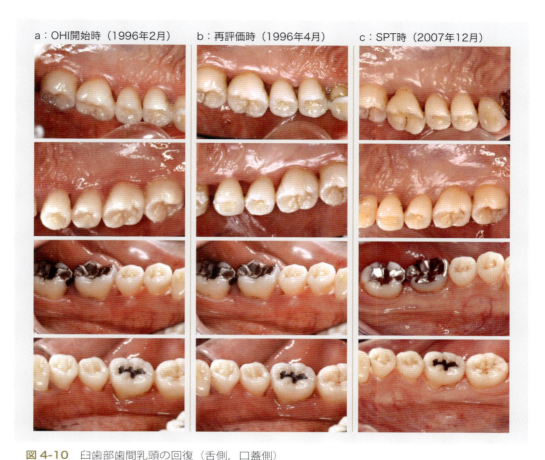

図 4-10 臼歯部歯間乳頭の回復（舌側，口蓋側）
SRP 後，臼歯部の歯間歯肉がクレーターになった（b）が，歯ブラシによる歯間挿入振動法で歯間乳頭は回復してきた（c）

2）口腔機能回復治療

深いクレーターは完全には埋まっていませんでしたが，3+3 の暫間固定が審美的に気になっていたため，口腔機能回復治療を行いました．1|1 は抜きたくない，健康保険の範囲で最小限の治療を希望，ということだったため，2+2 にレジン前装冠を装着してSPTに移行しました（図 4-11）．

2．SPT 移行後

クレーターは容易には平らになりませんでしたが，歯間乳頭が少しでも歯間を埋めてくれることを願って，歯間ブラシをやめて歯ブラシによる歯間挿入振動法をしてもらいました．SPT のたびに注意しながら経過観察をしていると，歯間乳頭が徐々に回復してきました．もちろん，深い歯周ポケットはありません（図 4-9-c，図 4-10-c）．

6か月間隔の定期検診に入ってからも，食生活では甘いものはほとんど食べず，料理の材料にも気を遣うのですが，1日5本のタバコはどうしてもやめられませんでした．

SPT に移行して2年後の1999年3月，夜間の准看護学校に入学することができ，仕

第4章 若年者の歯周治療

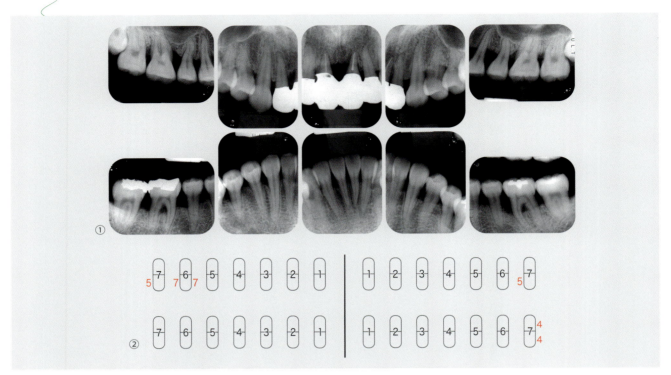

図 4-11　SPT 移行時（1997 年 3 月）
　①デンタル X 線写真，②プロービングチャート

事も老健施設でのパート勤務に変わりました．歯周基本治療中もそうでしたが，SPT に移行してからも，6┃ や ┃6 7 はときどき歯周ポケットが 4 mm 以上になることがありました．M.T. さんは頑張り屋でしたが精神的にやや不安定なところがあり，こちらも話を聞いてあげたり励ましたりすることがありました．

　それから 2 年後，M.T. さんは正看護学校への編入学を果たし，さらに 2 年後の 29 歳のとき，ついに正看護師として病院に勤務することになりました．この頃になると，表情からも自信がついた様子がうかがえました．歯周病の状態も安定してきました．

　就職して 1 年後，病院に入院していた患者さんと結婚することとなり，勤務も以前の老健施設でのパートとなりました．やがて男児を出産，その 3 年後には第 2 子が誕生しました．その間も 1 年に 1 回は SPT に来院しており，また結婚後は禁煙しました．2┼2 の連結前装冠は SPT のたびにフレミタスがあり，咬合調整をしています．

　初診から 15 年後，2010 年の SPT 時に，6┃ の根分岐部に深い根面う蝕ができてしまい，抜髄となりました．それまで甘いものは控えてきたのに，子供ができてからは無警戒となり，食べてしまっていたようです．

　初診から 17 年間は，年に 1 度の SPT にはおいでになっていたのですが，勤務地が遠方になった 2012 年以降 3 年間は来なくなってしまいました．その間，17 歳と 14 歳になった子供のおやつに甘いものを買い置くため，本人もつい食べてしまっていたそうです．プラークコントロールは悪くないのですが，歯肉の張りが弱く，丁寧にブラッシン

72

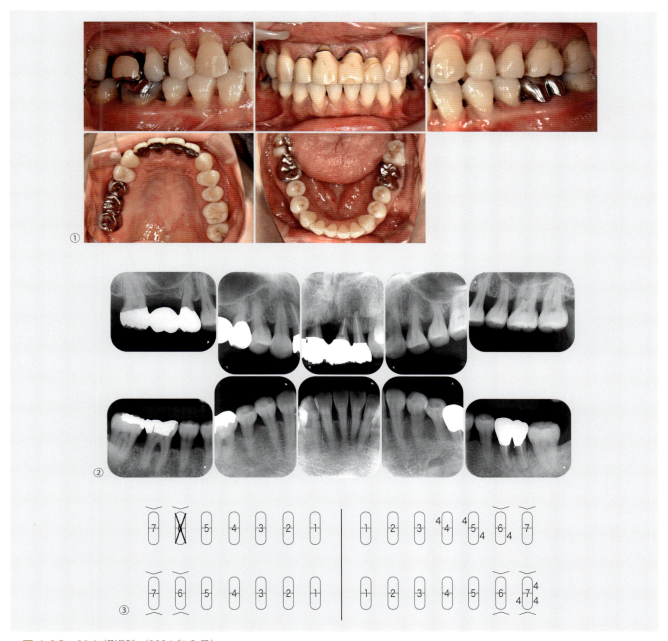

図 4-12 30 年経過時（2024 年 2 月）
①口腔内写真，②デンタル X 線写真，③プロービングチャート

グしていないようでした．タバコも相変わらず毎食後 1 本 + α です．充填した 6| 根分岐部のう蝕が進行し，とうとう分岐部を破って歯冠にまで貫通してしまい，ついに抜歯せざるをえなくなりました．う蝕や歯周病は生活習慣病と言われますが，何十年と続く人生において生活の改善を持続することの難しさを改めて思い知りました（**図 4-12**）．

この頃は年に 2 回くらいは定期検診にお見えになりますが，いつも同じ歯に 4 mm 程度の歯周ポケットがあり，何回も SRP を行っているため，最近では超音波スケーラーで軽く SRP する程度にしています．

第4章 若年者の歯周治療

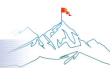

■ 本症例の歯周治療のゴール評価

- 経過年数：30年
- 主に行った歯周治療：歯周基本治療のみ
- 残存歯 28 歯→27 歯
- 歯周ポケット 4 mm 以下→○（4 歯は 4 mm で BOP なし）
- BOP 率 10％以下→○
- 連続した骨頂線（欠損部を除く）→△（6̄）
- 鍛えられた歯肉→△（以前より張りが低下）

侵襲性歯周炎を長期にメインテナンスする難しさ

　若年者の侵襲性歯周炎の歯周基本治療は，他の歯周炎と同じように SRP とブラッシング指導が主体ですが，歯周病は罹患年齢が若いほど，長期にメインテナンスすることが難しいと言われています．その理由としては以下のことが考えられます．
- 重症化するまで痛みや自覚症状が少ないため危機感が薄く，来院が遅れがちになる．
- 歯周ポケットが深いのに歯石があまり付着していなかったり，根面が硬いことがあり，SRP が十分できたか確認が難しい．
- 人生の中でも，卒業，就職，結婚，出産，子育て（その間も就業）と，変化や移動が大きい時期なので，時間をかけてホームケアすることも，SPT に定期的に来院することも難しい．
- 元々深い歯周ポケットが存在しているので再発しやすい．

　難しいことずくめですが，上記を鑑み，1本でも多くの歯を1日でも長く保存できるように，患者さんと術者のお互いが頑張るしかないようです．

文献
1) 日本歯周病学会 編．歯周治療のガイドライン 2022．医歯薬出版，2022；11-12．
2) 谷口威夫．50 年の臨床から紐解く歯周基本治療 6．20 歳代の侵襲性歯周炎．歯界展望．2021；137（6）：1241-1250．
3) 谷口威夫，山岸貴美恵．6ミリ以上の歯周ポケットも改善できる8つの階段．デンタルダイヤモンド社，2016；146-155．

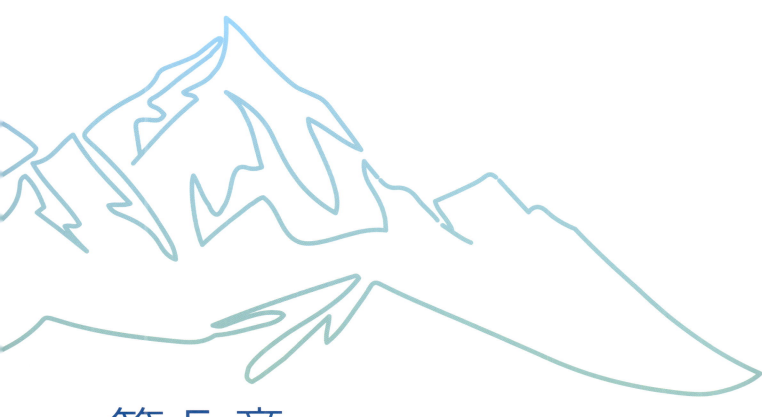

第5章
私たちの根分岐部病変治療

根分岐部病変が終生の課題

第3章でも触れましたが，1980年代は世界をリードしている歯周病の権威が1年に何人も来日して，彼らの言うことに日本中の歯科医師が踊らされることになり，私自身も一時期その1人でした．

その頃から，単根歯は歯周ポケットを浅くすることができるのに，根分岐部病変のある歯は分岐部にどうしてもポケットが残ってしまうので厄介な存在であり，対応に苦慮していました．そう言えば，根分岐部病変（furcation involvement）のinvolvementは「厄介なもの」という意味でした．

根分岐部病変について，学術書にはさまざまな分類と処置法が載っています．しかし，同じ「クラスII」でも重症度によって処置法がいくつもあって，その当時，経験の少なかった私には，直面している根分岐部病変にどの処置が適切なのかがわかりませんでした．考えられる数々の歯周外科療法や歯根切断なども行ってみましたが，結果に満足することはあまりありませんでした．

メインテナンスに入ってからも，根分岐部病変は同じように私を悩ませました．そのたびに「治療方針が間違っていたのではないか」と落ち込むのです．私にとって，歯周治療の成否は根分岐部病変のコントロールにかかっていました．

第1章で紹介した，10mmあった歯周ポケットが3mmになったという，谷口歯科医院始まって以来の患者さん T.S. さんに対してもそうでした[1]．一時は歯周ポケットが浅くなったものの，大臼歯の根分岐部病変を中心に再度歯周ポケットが深くなっていきました．

歯周外科が必ずしもいい結果を生むとはかぎらない

1. |7 根分岐部病変への初期の頃のアプローチ

最初に問題を起こしたのは |7 でした．初診時（図 5-1-a）に近心に6mmあった歯周ポケットが，SRP後の再評価時には4mmになりましたが，初診から4年後の1979年に急性発作を起こして来院されました．1981年になっても |5 6 7 に6mmの歯周ポケットが残ってしまいました．その頃，私は歯周外科にかなり力を入れていて，アメリカのワシントン大学の夏期講習をはじめ，多くの専門医の先生から教わっていたので，徹底的に治すにはフラップ手術を行わなければいけないと思い，フラップを開けました．

頬側は付着歯肉を少しでも多く残そうと考え，歯頸部に沿って切開線を入れ部分層弁で，口蓋側は内斜切開を入れて開けました．|6 の根分岐部は結合組織で埋まっていたので手をつけず，|7 はすでに cul-de-sac（袋小路）状態だったので，キュレッタージをしてわずかにフルーティングと骨整形を行い，根面のSRPを行いました．|6 の頬側は骨膜縫合し，他はそのまま根尖側移動術を行って閉鎖しました（図 5-1-b, c）．

1年後の定期検診時には，どこも歯周ポケットが4mm以下になりました（図 5-1-d, e）．その後，6か月ごとの定期検診をしていましたが，4年後の1985年には |6 7

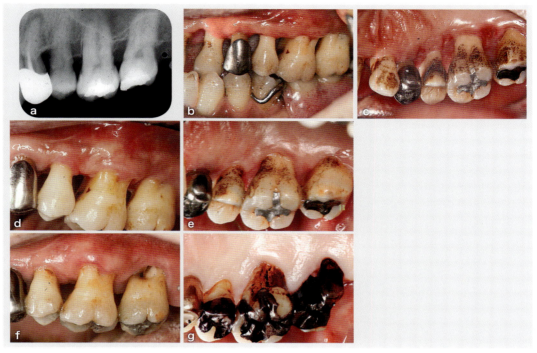

図 5-1　T.S. さんの |7 の経過
a：初診時（1975 年 12 月）
b, c：|2〜7 フラップ手術後 3 週間（1981 年 2 月）．歯間空隙が大きく開いた
d, e：術後 1 年定期検診時（1982 年 2 月）．歯周ポケットはすべて 4 mm 以下
f：21 年後（1996 年 8 月）．根分岐部急性発作で来院．|7 根分岐部にはう蝕もできていた
g：37 年後（2013 年 2 月）．根分岐部病変のう蝕は近心分岐部からも進行．歯周ポケットも 8 mm になり，抜歯

に再びプローブが 6 mm 入るようになってしまいました．歯周外科が万能でないことを知り，悔やまれました．SRP を繰り返し，10 年間は歯周ポケットを 3 mm 以下に保つことができました．

　約 20 年後の 1994 年に T.S. さんは遠方に転勤となり，定期検診も途絶え，急性発作を起こして来院したのはそれから 2 年後のことでした．|7 の頬側根分岐部にはう蝕もできていました（図 5-1-f）．

　T.S. さんは何を言っても「はい」とおっしゃって，余分なことはしゃべらず，ちょっと事務的な感じはありますが，ブラッシングは熱心に行ってくれていました．甘いものはまったく食べないのですが，喫煙者でした．定期検診ごとに喫煙に対して指摘はしていたのですが，仕事上書類を書くことや会議で報告することが多く，どうしても吸ってしまうとのことで，なかなかやめてもらえませんでした．口数の少ない人なので，歯科衛生士もそれ以上は踏み込めなかったようです．

　1997 年には，当院から 40 km ほど離れた故郷の上田市に新居を建てられ，一時禁煙したようでしたが，完全に禁煙したのは 2000 年になってからでした．時すでに遅かったのか，初診から約 37 年後の 2013 年に，|7 の頬側根分岐部病変とう蝕が進行し（図 5-1-g），ついに抜歯になってしまいました．

第5章 私たちの根分岐部病変治療

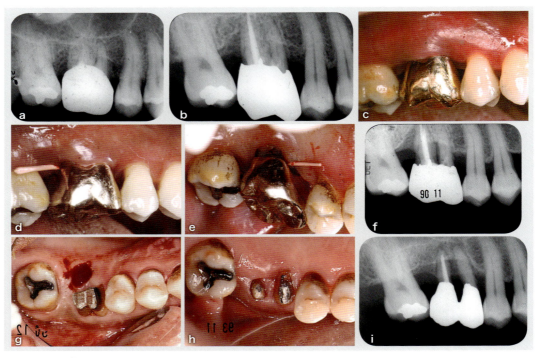

図 5-2 6| の経過
a：初診時（1975 年 12 月）
b：6 年後（1981 年 12 月）．歯周ポケットは近遠心に 6 mm
c：フラップ手術直前（1982 年 4 月）
d, e：術後 2 年（1985 年 2 月）．遠心頬側から入れたガッタパーチャポイントが近心に抜けている（through and through）．歯周ポケットは根尖方向に 6 mm
f：初診から 16 年後（1990 年 11 月）．口蓋根根尖まで露出したため歯根分割した
g：残った頬側根が歯列から外れてしまった（1990 年 12 月）
h：頬側根を舌側に歯体移動し，歯冠修復（1993 年 11 月）
i：初診から 31 年後（2007 年 10 月）．動揺が大きくなり，その後抜歯

2．6| の根分岐部病変へのアプローチ

　次に問題を起こしたのは 6| の根分岐部でした．初診（図 5-2-a）から 6 年後の 1981 年に 6| の近遠心の歯周ポケットが 6 mm になってしまったので（図 5-2-b, c）フラップを開けてみると，近遠心的に through and through になっていました（図 5-2-d, e）．その後，一時は 3 mm に改善し，6 か月ごとに定期検診をしていましたが，1988 年の急性発作時には再び 8 mm になっていました．1990 年には歯槽骨が口蓋根根尖まで吸収してしまい（図 5-2-f），ついに分割抜去を行いました．口蓋根を抜去すると，残った頬側 2 根は動揺が大きく，しかも歯列から外れてしまったため（図 5-2-g），舌側に歯体移動して歯冠修復を行いました（図 5-2-h）．しかし，弱い 2 根ではその後も安定せず，2007 年に動揺が大きくなり，抜歯に至りました（図 5-2-i）．

　根分岐部病変以外でも，7| の遠心面は初診時に歯周ポケットが 7 mm あり，2 回ほどフラップ手術を行いましたが，1996 年まで 6 mm 以下になることはありませんでした．ところが，自宅新築後に禁煙したのが良かったのか，特に何をしたわけでもないのに 3 mm に改善し，今日に至っています（図 5-3）．|4 は 2003 年に歯根が破折してしまい，インプラントになりました．

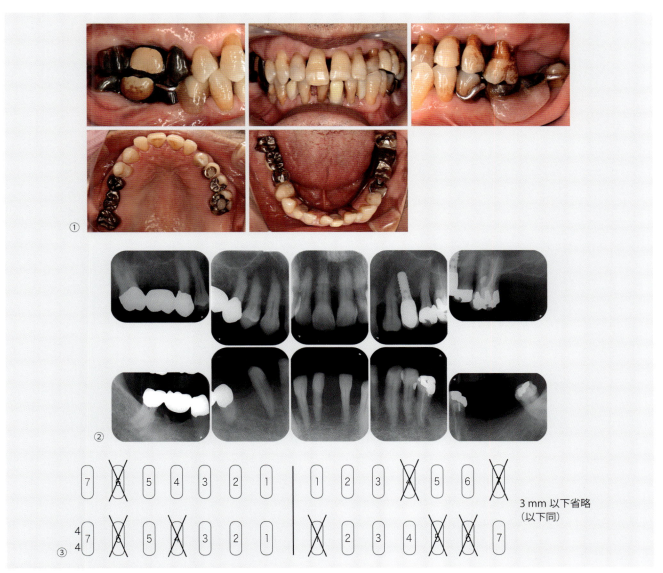

図 5-3 48年経過時（2024年4月）79歳時
①口腔内写真，②デンタルX線写真，③プロービングチャート
7̄ は歯肉肥厚による仮性ポケット

■ 本症例の歯周治療のゴール評価

- 経過年数：48年
- 主に行った歯周治療：歯周基本治療，歯周外科（フラップ手術，ヘミセクション）
- 残存歯 23歯 → 20歯
- 歯周ポケット 4mm 以下 → ○
- BOP率 10％未満 → ○
- 連続した骨頂線（欠損部を除く）→ ○
- 鍛えられた歯肉 → ○

第5章 私たちの根分岐部病変治療

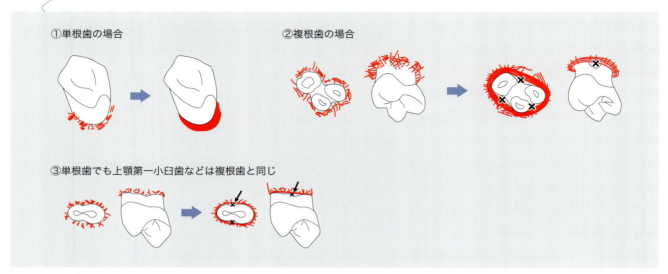

図 5-4 歯根周辺の組織のイメージ
歯周炎になると結合組織性付着が失われ，歯肉線維は寸断される
①全周凸面の単根歯は，ルートプレーニング後は歯肉線維で囲まれる
②複根歯においても歯周炎が治癒すると輪状線維は早期に強固に再生されるが，根間の陥凹部（×）はセメント質と歯‐歯肉線維が新生しなければ歯周ポケットができやすいと考えられる
③上顎第一小臼歯の近心面も複根歯と同様であり，輪状線維が固く手をつないでも，陥凹部の水平線維の戻りは遅れる（↓）

3．なぜ根分岐部病変のメインテナンスは難しいのか

　根分岐部病変のメインテナンスが困難な理由として，分岐部直下のデブライドメントやプラークコントロールがしにくいことのほかに，分岐部の陥凹部および内側の歯肉線維が戻りにくいことがあると思います．

　歯周炎に罹患すると歯肉線維は寸断されます．根面をルートプレーニングし，炎症がなくなれば輪状線維が再び固く手をつなぎ合って，プローブを受け付けないほどに歯根を引き締めてくれます（図 5-4-①）．しかし，根分岐部のような歯根間の陥凹部は，弱い上皮性付着の状態だと思います．セメント質が新生し，根面から放射状に出ていた歯‐歯肉線維が再生し，歯根を固く取り巻くようになるのには時間がかかります．その間，炎症をコントロールし続けるのは大変なので，どうしても歯周ポケットになりやすいのでしょう（図 5-4-②）．同じことは根面に陥凹部がある上顎第一小臼歯の歯根の近心面が治りにくいことにも言えると思います（図 5-4-③）．

　上記のように，メインテナンスが難しい根分岐部病変ですが，どうすればいいのでしょうか．そんな根分岐部病変との苦闘の過程を症例からたどってみようと思います．

35 年間進行しない根分岐部病変

　1974 年のある朝，診療室に出勤すると，玄関に懐かしい畳目の青いゴム草履が脱いでありました．私も子供の頃に履いていましたが，その頃はもう履いている人は稀でした．2 階の待合室に行くと，今まで畑仕事をしていたかのような出で立ちで五分刈り頭の，しかも素足の S.K. さんがいました[2,3]．

S.K. さんの主訴は「歯槽膿漏を治したい」ということでした。しかし、S.K. さんはほとんどしゃべってくれないのです。後日、歯科衛生士から聞いた話によると、おおむね次のような内容でした。

「自分の姉が 40 代で総義歯になってしまい、毎日、入れ歯の具合が悪いと泣いているのを見ていて、自分は絶対に歯を抜きたくないと思って一生懸命磨いていた。数年前から年に 1 度は歯ぐきが腫れるようになり、その都度、歯科医院に行って切開してもらっていた。この医院は予防を大事にする歯医者だという話を聞いて来院した」ということでした。

1. オリエンテーション

その頃当院では、当時としてはまだ全国的に珍しい「アポイントメントシステム（計画診療）」を敷いていました。どの患者さんにも、治療よりも予防、1 口腔単位の診療の必要性を説き、さらにできればファミリードクターとして家族全員の歯の健康に関わっていく「医院運営」のことをそう呼んでいました。

S.K. さんにも初診日の治療が終わってから、受付のスタッフが待合室に出向いて紙に書きながら次のような話をしました。

- 悪くなった歯だけを治療するという繰り返しでは、歯はどんどんなくなってしまう。
- 患者さんを 1 口腔単位、全身との関係で、あるいは一生の歯の健康を守るという視点で考えていきたい。
- そのためには、診査、診断、OHI、治療、機能の回復、定期検診（再発予防）の 6 つのことが必要である。
- 通院中は約束の時間を守ってほしい。来られないときはなるべく早く連絡してほしい。

当時はまだ、若いスタッフからこんな話をされて面食らって来なくなる患者さんも多かったのですが、S.K. さんは黙って話を聞いてうなずいていました。

2. 診査

初診時に全顎 10 枚法の X 線写真を撮ることは当時の保険診療ではできませんでしたし、口腔内写真を撮るということもしていなかったので、資料は数枚の X 線写真とスタディモデルしか残っていません。

歯周病の検査として、プロービング値と動揺度の測定を行ったところ、すべての大臼歯に 2 ～ 3 度の根分岐部病変がありました（**図 5-5**）。6| は through and through でしたが、6 | 6 はプロービング値は不明ですが近遠心的にも貫通しているように見えました。7 | 6,7| の根分岐部にはプローブが 4 ～ 6 mm 入りました。

3. 診断（患者さんに病状と治療方針の説明）

当時はまだ始めたばかりの頃でしたので、どんな話をしたか記憶が定かではないのですが、次の来院時の歯科衛生士の OHI の記録に「院長先生に、このままだと次々と抜歯になってしまうと言われてびっくりした。しかし、歯ブラシを一生懸命やればまだ間に合う。私たちも一生懸命やるから一緒に頑張ろうと励まされた」と書いてありました。

81

第5章　私たちの根分岐部病変治療

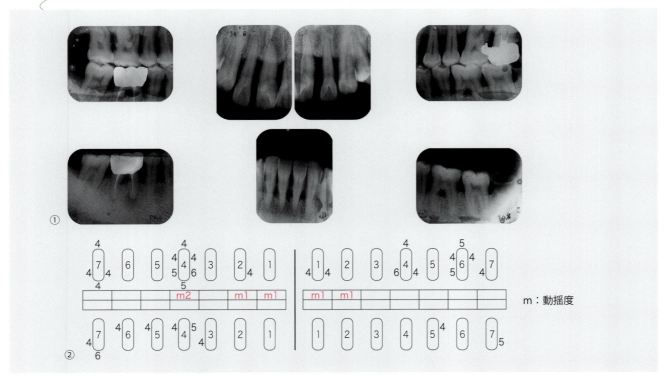

図 5-5　S.K. さん，40歳男性．初診時（1974年6月）
　　　　①デンタルX線写真，②プロービングチャート（1974年10月）
　　　　当時，全顎のX線写真を撮影することは一般的ではなかった．また，買ったばかりのイギリス製の自動現像機が不調のためムラになることが多く，悩みの種だった．この頃は根分岐部のプロービングは行っていない

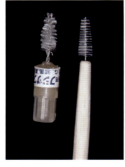

図 5-6　歯間ブラシ
左：歯間空隙が大きかったため，歯間ブラシを2本ねじって使用．右：やがて太いものを注文生産

4．OHI

歯科衛生士の記録によると，「歯ブラシは豚毛の軟らかいものを使っていた．当時発売されたばかりの歯周病用の歯ブラシを出して，ローリング法を指導した」とありました．また，初診時から歯間空隙は広かったので，歯科衛生士が太い歯間ブラシを2本ねじって改造し，柄は注射針のキャップにレジンで固定して用いたこともありました（図 5-6）．

5．再評価

再評価をしたのはOHI開始から7か月後の1975年3月でした．それまでの通院回数は20回に及びました．4｜に6 mmの歯周ポケットが残りましたが（図 5-7），それもやがて3 mmになりました．S.K. さんは決して器用ではありませんが，こちらの指導は何でも受け入れて一生懸命取り組んでくれ，根面はいつでも光り輝いていました（図 5-8）．その後は3か月ごとの定期検診にきちんとおいでになり，キャンセルは1度もありませんでした．

S.K. さんの根分岐部は歯肉が固くて，プローブを挿入するにも抵抗がありました．「67｜は頬側からプローブを入れると分岐部に沿って水平的に10 mm以上入るのですが，貫通しません．14年後の定期検診時に詳しくプロービングしてみると，水平にこそ入りますが，根尖方向にはプローブをまったく受け付けないのです（図 5-9）．

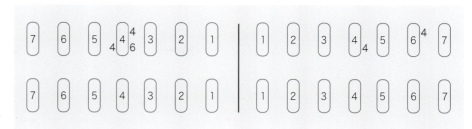

図 5-7 再評価時（1975年3月，41歳）のプロービングチャート

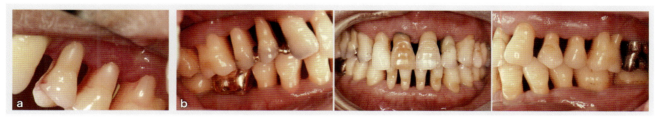

図 5-8 定期検診時の口腔内写真
a：1979年3月（45歳）．隣接面がわずかに染まる程度だった
b：1982年5月（48歳）．いつも光っている歯面．歯ブラシ＋歯間ブラシで全歯を清掃すると10分以上かかるが，毎日の習慣だから苦ではないとのこと

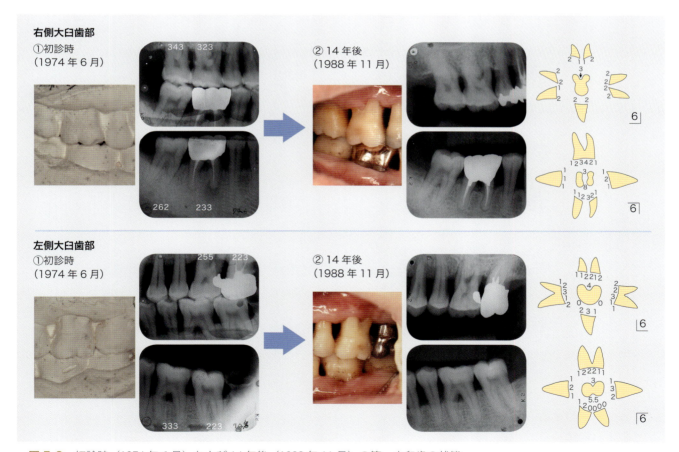

図 5-9 初診時（1974年6月）および14年後（1988年11月）の第一大臼歯の状態
　　　初診時から3度の根分岐部病変があるが，14年後もまったく進行していない．プローブは水平には入るものの，垂直的には3mm以下

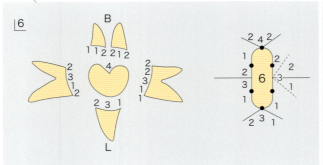

図 5-10 当院の根分岐部病変歯のプロービングチャート

1990年2月28日 咬合力 6| 53 kg/cm² |6 52 kg/cm²

噛みごたえ ↑

いか（煮）	酢だこ	フランスパン	しわたくあん	するめ
かまぼこ	パンのみみ	野沢菜	干し魚	貝 柱
焼き魚	だいこん漬け	焼き肉	サラミ	堅焼き煎餅
こんにゃく	おこわ	セロリ	らっきょう	ピーナッツ
ごはん	ハム・ソーセージ	きゅうり	りんご	せんべい

→ 硬さ

図 5-11 S.K. さんの咀嚼能力
ピンクは両側で咀嚼可能な食材．咀嚼能力は青年と同等であった．咬合力はオクルーザルフォースメーターで測定

そのうえ，X線写真上でもほとんど進行していないように見えます．はたと「これだ！」と思いました．たとえ根分岐部病変があり水平的に深くても，「根尖方向の歯周ポケットがコントロールされればいいのではないだろうか」と．

考えてみれば，歯周病というのは根尖方向に炎症が進行していく疾患ですから，当然と言えば当然です．そう思ったとたんに，何をすればよいのかわかり，すっかり楽になりました．S.K. さんは初診時から歯槽骨の吸収度合いのわりには歯周ポケットが浅かったのですが，歯周基本治療ですべて3mm以下になり，さらに徹底したブラッシングのおかげでプローブを受け付けないほど付着が強固になり，もしかしたらそれぞれの根の周囲に輪状線維ができていたのかもしれません．

根分岐部病変は，主に水平的なポケットの深さで分類されています．私が処置方針に困惑していたのは，その分類の仕方にあるように思いました．それ以降は，根分岐部病変のある歯のプロービング値は，各根の垂直的な歯周ポケットを測って記入することにしました（図 5-10）．

6．生活習慣と咀嚼能力

S.K. さんは当院に通院するようになってから，甘いものをほとんど食べなくなりました．子供たちも週1回くらいしか食べないと言います．食事にも砂糖はほとんど使わないし，夜食もしないとのことです．

食事の内容を聞いてみると，自家製の野菜を使った料理を中心とした以下のようなものでした．

朝：ご飯，味噌汁，野菜，ジャガイモ，ちくわなどの煮物，漬物

昼：ご飯，味噌汁，野菜のてんぷら，酢の物

夜：ビール1本，おつまみ，焼魚（週に1回），肉（月に1回），野菜料理，ご飯

タバコ：まったく吸わない

これは当院で指導を受けた40代から，20年以上まったく変わらないそうです．咀嚼能力と咬合力を検査してみると，青年のように噛めていました（図 5-11）．

S.K. さんは朴訥としていて自分からはほとんど話さない方ですが，歯を 1 本も抜きたくないという強い決心があったので，上述のように素晴らしい生活習慣を身に付けたのでしょう．歯磨剤は一切使わないのに，……というか，それゆえか，いつ見ても歯が輝いていて他の患者さんの光沢と明らかに違うのです．

　また，最初は身なりからして農業をしているのかなと思ったのですが，家は農業を営んでいるものの本人は製本の技術者で，「紙のプロフェッショナル」として 40 年のキャリアと誇りを持つ方でした．何事も妥協せずにとことん完璧にやるたちだと，ご自分でおっしゃっていたことが思い出されます．治療のアポイントを 1 度もキャンセルしたことがないことも，そういう意志の強さから来ているのだろうと思います．

7. 定期検診の経過

　その後，1990 年（56 歳時）の定期検診時に，歯面の輝きが少し鈍くなり歯周ポケットも 4 mm になっていたので，指導を強化しました．歯ブラシ指導を強化すると間もなく落ち着き，歯面の輝きも戻ってきました．その後は年 3 回の定期検診に必ず来院されていました．後から知ったことですが，ちょうどその頃，12 歳年下の奥様と離婚し，16 歳の息子と 20 歳の娘と 3 人暮らしになったのだそうです．大きなストレスを抱えることでそれまで続けてきた日常が大きく変化し精神状態が乱されると，口腔内にも現れるのかもしれないと思いました．

　その後，1998 年（62 歳時）に定期検診でおいでになったとき，7| 遠心根の根分岐部は根尖方向に 6 mm，プローブが入るようになっていました．この頃は定期検診も年 1 回に減っていました．娘さんが嫁ぎ，26 歳の息子さんと 2 人暮らしになり，食事は S.K. さんが作るようになりました．再度ブラッシングを強化するようにお話しすると，翌年には 3 mm になりました．

　その頃から腰がほぼ直角に曲がり，顔がほとんど見えない状態で来院され，見るからに痛々しそうな様子でした．日課だった毎朝 4 km のウォーキングもきつくなり，自転車で畑に通っているということでした．ところが 2004 年（70 歳時），その自転車で水路に落ちて大けがを負い，入院してしまいました．その後はずっとリハビリに通院するようになりました．

　2008 年（74 歳時）にはとうとう車に乗ることもできなくなり，3 日に 1 回くらいバスで「老人憩いの家」に行って，趣味の将棋を指すことが日課になっていました．その後も年 2 回は定期検診にお見えでした．それでも，いつもピカピカな口腔内でしたので，S.K. さんにブラッシングの状態を聞くと，1 日 3 回ブラッシングし，全部の歯間に歯間ブラシを通し，それに数か所ワンタフトブラシをするルーティーンをこなすと，ほぼ決まって 16 分かかるんだと話してくれました．もう 30 年も続けていることなので，まったく苦にならないということでした．

　そんな S.K. さんが，2011 年の定期検診（図 5-12）後の治療日に，初めて無断キャンセルされました．何回かお宅に電話してみましたが，とうとう連絡が取れなくなってしまいました．伝え聞いたところでは，どこかの施設に入所されたとのことでした．結局，初診から 37 年，2011 年 6 月が最後の来院になってしまいました．

第5章 私たちの根分岐部病変治療

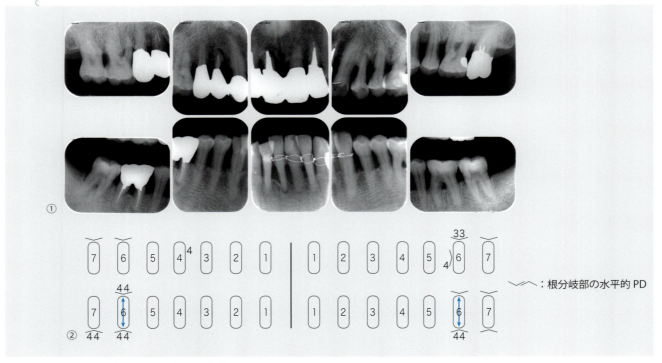

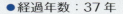

図5-12 37年後（2011年3月），77歳時
①デンタルX線写真，②プロービングチャート
根分岐部病変のある下顎右側大臼歯の根尖方向に歯周ポケットができた

■ 本症例の歯周治療のゴール評価

- 経過年数：37年
- 主に行った歯周治療：歯周基本治療のみ
- 残存歯28歯→28歯
- 歯周ポケット4mm以下 → ○
- BOP率0％ → ○
- 連続した骨頂線（欠損部を除く）→ △（晩年，ブラッシング圧が弱くなった）
- 鍛えられた歯肉 → ○

　S.K.さんが37年間も根分岐部病変のある歯を維持できたのは，丁寧なブラッシングと定期検診に必ず来院していたことが大きな要因と思います．根分岐部病変は「水平的な進行度」で分類されますが，根尖方向に進行していく歯周病の特徴を踏まえると，「垂直的な歯周ポケット」をコントロールすることにより良好に経過すると考えます．

文献

1) 谷口威夫．50年の臨床から紐解く歯周基本治療1．「歯周基本治療」との出合い．歯界展望．2021；137(1)：73-80．
2) 谷口威夫．50年の臨床から紐解く歯周基本治療2．35年間ほとんど進行しない根分岐部病変．歯界展望．2021；137(2)：334-342．
3) 谷口威夫，山岸貴美恵．6ミリ以上の歯周ポケットも改善できる8つの階段．デンタルダイヤモンド社，2016；98-113．

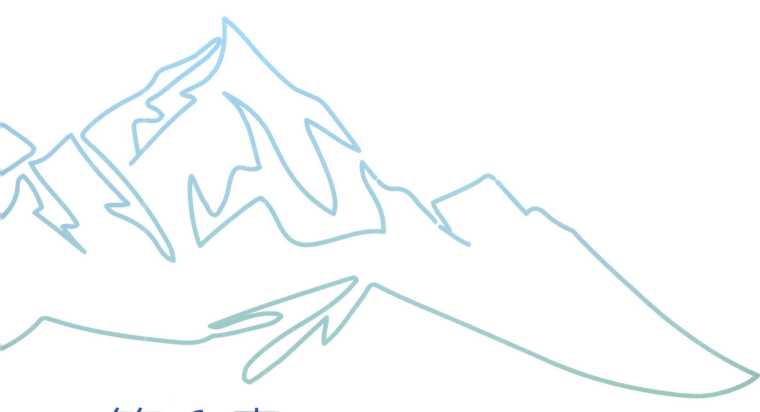

第6章
根分岐部病変とブラキシズム

第6章　根分岐部病変とブラキシズム

学生実習のケースのつもりが新患に

　当院は長い間，歯科衛生士学校の実習施設になっていて，医院に出入りする業者さんや知り合いに，実習に来る学生のスケーリングのケースをお願いしていました．火災保険の担当だったI.S.さんもその1人でした．

　3年続けて快く来院してくださったのですが，3年目のときスケーリング前にプロービングを行った歯科衛生士が，「院長！ I.S.さんは歯周病ですよ」と言うのです．そこで再度，検査を行ってみると，図6-1の状態でした．一見丈夫そうに見えた歯肉にすっかりだまされていました．おまけに根分岐部病変もありました．それからは改めて新患として，当院のシステムに沿って診療を受けていただくことになりました[1]．

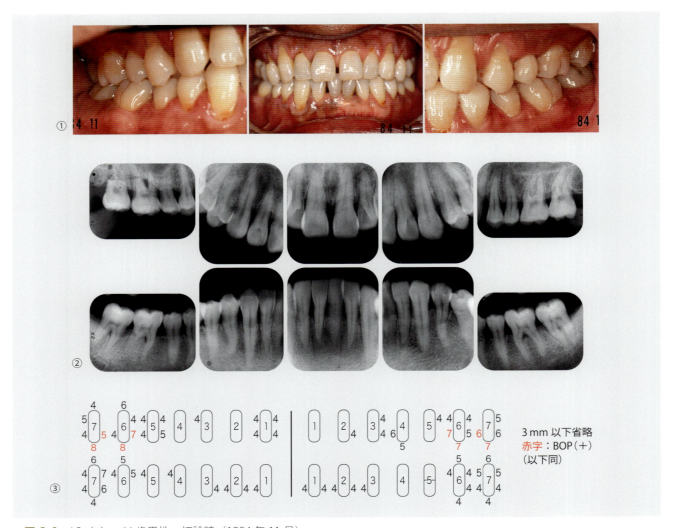

図6-1　I.S.さん，44歳男性．初診時（1984年11月）
　　　①口腔内写真，②デンタルX線写真，③プロービングチャート

88

1．診断

　その日の診療時間が終わった17時過ぎに「診断」のため来院していただき，口腔内の状況と治療方針についてお話ししました．I.S. さんはテニス仲間でもあったので，改めてきちんと話をするのはちょっと照れましたが，私は親戚や同級生，幼なじみといった近しい間柄であればこそ，きちんと，しかも丁寧な言葉で話すべきだと思っています．そんな私の話を，I.S. さんも途中に質問を挟みながら熱心に聞いてくれました．

2．OHI

1) プラークコントロール

　非常に積極的で，はじめは歯ブラシによる擦過傷を作ってくるくらい一生懸命磨いてくれました．

2) ルートプレーニング

　7 6 ｜ 6 7, 7 6 ｜ 6 7 に根分岐部病変があります．しかも，7 6 ｜ 6 7 は近心から根分岐部にかけて歯周ポケットが深く，根間中隔が喪失しているという，いかにも経過の悪そうな根分岐部病変でした．歯科衛生士が SRP を行ったものの，第1回再評価時には 7 6 ｜ 6 7, 7 ｜ 7 には BOP と 6 mm の歯周ポケットが残ってしまいました（**図 6-2**）．歯周ポケットが残ったところには再度 SRP を行いましたが，6 ｜ 6, 7 ｜ には BOP と 5 mm 以上の根尖方向の歯周ポケットが残り，これ以上深追いは危険と判断しました．セオリーに則ればここで歯周外科ということになるのでしょうが，過去の経験から，フラップを開けても良い結果につながるとは思えず，SPT で診ていくことにしました（**図 6-3**）．

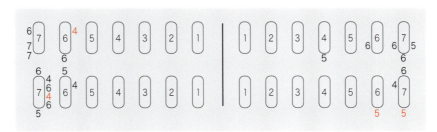

図 6-2　第1回再評価時（1985年7月）のプロービング値

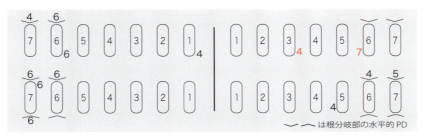

図 6-3　SPT 移行時（1985年11月）のプロービング値

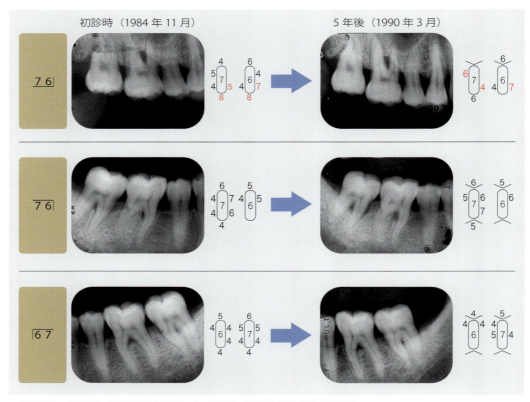

図 6-4　初診時（1984 年 11 月）と 5 年後（1990 年 3 月）の比較
根分岐部の骨欠損が進行している．歯周基本治療の限界を思い知らされた

　それからは，3〜6か月ごとに必ず定期検診に来院してもらいました．そのつど，歯周ポケットのある部位はSRPを行い，プラークコントロールを徹底しました．食事について確認すると，主食はお米で外食はほとんどせず，お昼は愛妻弁当，間食はせず，コーヒーもブラックだということでした．お風呂に入るときには奥様が歯ブラシを渡してくださるそうです．お子さんが学校一きれいな歯だと褒められたのが自慢だということでした．

根分岐部病変の急性発作

1．なぜ？

　少々慢心していたのでしょうか．初診から5年後に 7| の急性発作を起こし，急患で来院されました．X線写真を撮ってみるとドキッとしました． |6 7 以外， |6 ， 7|7 は明らかに根分岐部病変が進行していたのです（図 6-4）．私たちは完全に行き詰まってしまいました．このまま進行して，もう5年経ったらホープレスになってしまうのではないかと思い，I.S.さんに「僕は先生の言う通りにやってきたつもりなのに，どこが悪かったのですか？」と問われたら何と答えればよいかと，心苦しくなりました．やはりフラップ手術を行うべきだったのか……．歯周基本治療の限界をたたきつけられた思いでした．と同時に，今後どうしたらいいのか，暗礁に乗り上げてしまった心境でした．

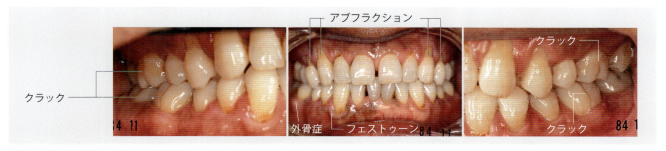

図 6-5　初診時の口腔内を見返す
　ブラキシズムが疑われるヒントがたくさんあったが，当時は気づくことができなかった

2．もしかして？

　歯科衛生士と思案に暮れていたとき，「もしかしたら原因はこれかも？」と思い当たることがありました．ちょうどその頃，咬合性外傷，とりわけ「ブラキシズム」の影響の大きさに気づき始めていました．思い返せば，初診時からあった 4 3｜3 4，4 3｜3 4 のアブフラクション，外骨症気味の歯槽堤，歯冠エナメル質のクラックからしても，I.S. さんにはブラキシズムが十分疑えました．口腔内にはこんなにたくさんヒントがあったのに，そのときは診る目がありませんでした（図 6-5）．I.S. さんにクレンチングについてお話ししたところ，日中，車を運転しているときに咬み締めていることに気づく，ということでした．そこで，次のようなことをお話ししました．

3．治療

1）起きているときの咬み締め習慣の是正

　起きているときには，何かに夢中になっていたり逆に何もしないでいたりするときなどに，咬み締めをしていることがよくあります．そのような患者さんにはよく使う車のハンドルや PC のキーボード，テレビなどにシールで目印をつけてもらい，それを目にしたときに「上下の歯が接触していないか，咬み締めていないか」を観察してもらい，気づいたら安静位（＝上下の歯が接触していない状態）をとるようにお伝えしています．日中から気をつけることで脳裏にインプットされ，夜間の自己暗示もしやすくなるのを期待しています．近年，TCH（tooth contacting habit：上下歯列接触癖）という言葉で，上下の歯を接触しないように指導する方法が提唱されているのと同じことです．

2）夜間睡眠中の自己暗示療法

　夜間の就寝時には枕を低めにします．そのほうが，頭が上を向くので口が開きやすいからです．横向きに寝る人は，頭が背筋とまっすぐになるような高さの枕にします．次に，力を抜いて安静位を保って，呼吸に意識を傾け，吐くときに脱力しながら，自分がリラックスできる言葉を唱えます．言葉は「歯を離して」「歯を合わせない」「リラックス，リラックス」「楽に，楽に」など，何でもかまいません．

　「眠っているときに気を付けるなんてできないよ」とたいていの人は思っています．けれども，例えば「明日 4 時に起きなきゃいけない」と思ったときに，きっかり 4 時

第6章 根分岐部病変とブラキシズム

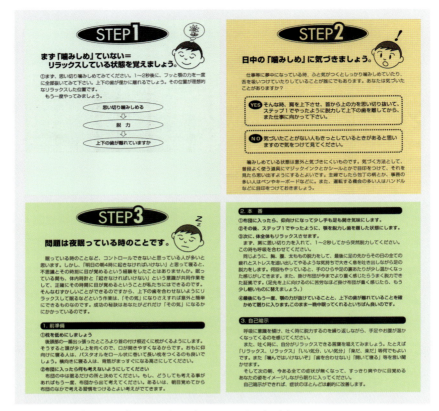

図 6-6 ブラキシズムに関するパンフレット（一部）

に目を覚ますという経験は誰にでもあるかと思います．これは決して偶然ではありません．思い込んだ時間に目が覚めるのは学術用語で「自己覚醒」あるいは「自然覚醒」といって，特に不思議なことではないのです．意志の力に加えて，ヒトの体内にはサーカディアンリズムによって刻み込まれた精巧な生物時計があり，副腎皮質ホルモンの分泌量をコントロールすることでその時間に目を覚ますことが可能です．ましてや，上下の歯を合わせないようにリラックスして眠るなどという作業は，「その気」になりさえすれば意外と簡単にできるものなのです．成功するか否かは，どれだけ術者・患者とも「その気」になるかにかかっています．

また，睡眠にはリズムがあります[*1]．入眠直後の深い睡眠時は自己暗示も働きにくいと思われますが，時間が経って睡眠が浅くなり，レム睡眠に近づくステージ2近辺は，怖い夢などを見たときに目が覚めることがあるように，何かあれば覚醒しやすい時間帯です．それと同時に，歯ぎしりが多発しやすい時間帯でもあります．歯ぎしりをしないようによく言い聞かせて眠ると，歯ぎしりをしたときに目が覚めます．やがて，歯ぎしりをしようとしただけで目が覚めるようになります．このように，患者さんに咬み締めていることを気づいてもらい，「まず自分で治してみましょう」と伝えます．説明を行った後，同様のことがまとめられているパンフレットもお渡しします（図 6-6）．

[*1] 睡眠脳波により，ヒトの睡眠はノンレム睡眠（non-REM sleep）とレム睡眠（REM sleep）という2段階に分類される．ノンレム睡眠は睡眠の深さ（脳波の活動性）によって「ステージ1～4（浅い→深い）」の4段階に分けられる（厚労省 e-ヘルスネットより一部改変）

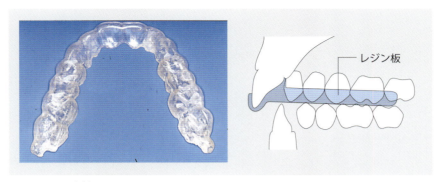

図 6-7 診断用 OA
全部の臼歯が全方向運動時に咬合する

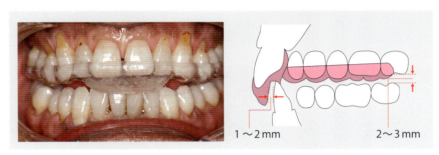

図 6-8 試行錯誤していた頃の治療用 OA
以前はインサイザルテーブルが広かったので前歯部でグラインディングしてしまっていた．その後，インサイザルテーブルは下顎前歯 1 歯だけが滑走するようにし，前歯部の壁は犬歯の遠心まで延ばすようにした

3）補助的に口腔内装置を使う

しかし，「自分は歯ぎしりなどしていない」と思っている人や，ましてや自己暗示療法がうまくできない人も多いのが現実です．そのようなときには，口腔内装置（oral appliance: OA）を補助的に使います．

診断用 OA：どの程度ブラキシズムを行っているかを知るために，全臼歯咬合型のスタビライゼーション型 OA を最低 2 週間使用してもらいます（図 6-7）．2 週間未満の期間だと，OA を入れた違和感でブラキシズムをしなくなってしまうことがあるからです．OA の削られ方でブラキシズムの程度がわかります．

治療用 OA（壁付きリラクセーション型 OA）：自己暗示療法がうまくできない人には，2〜3 か月を限度にリラクセーション型の治療用 OA を使ってもらいます．臼歯部に 2 mm くらい空隙ができるように，下顎前歯 1 歯だけが数 mm 滑走できるインサイザルテーブルをつけた OA です（図 6-8）．似たような「臼歯部を咬合接触させないタイプの口腔内装置」は，かつての巨匠たち――，筋診断で有名な Krogh-Poulsen が front-plateau or relaxation splint [2] として，バナナ型の限界運動図の発見者 Posselt が Sved の咬合床 [3] として，咬合論あるいは歯周病の権威である Ramfjord が修正型 Hawley 装置 [4] として，歯周補綴で有名な Amsterdam が modified Hawley bite plane [5] として紹介しています．

第6章 根分岐部病変とブラキシズム

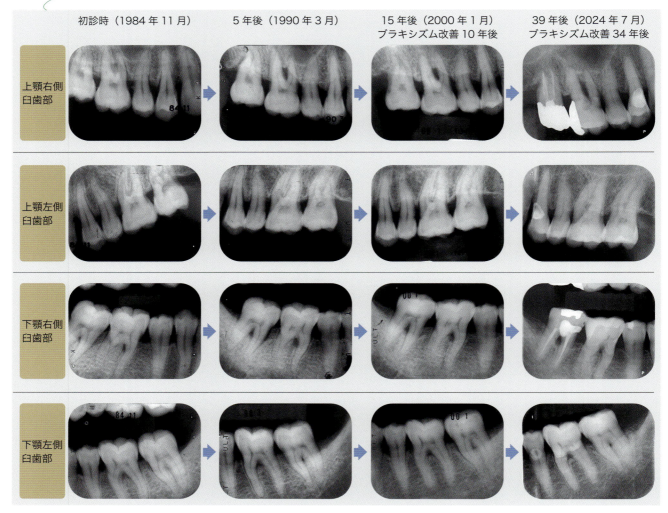

図 6-9　初診からの経過

　図 6-8 は，まだ試行錯誤している頃に I.S. さんに使っていただいた OA です．現在は高さ 5 mm 程度の前歯部の壁を犬歯の遠心まで延ばして，インサイザルテーブルは下顎の前歯のみが 2 mm くらい運動できる大きさにしています．

　I.S. さんは，私の話を半信半疑ながらも聞いて実行してくださり，自己暗示療法もスムーズにできるようになりました．すると，それまであった首筋から腰にかけての痛みがすっかり治ってしまい，本人も驚いていました．1 年後の 1991 年の定期検診時には，長年苦労してきた７６｜６７，７６｜６７ の根分岐部はプローブがやっと入るくらいまでに改善し，プロービング値も ７６｜ を除いて 4 mm 以下になりました．

　根分岐部病変と咬合性外傷との関連についてはそれまでも注目していましたが，咬合性外傷の本態はブラキシズムであることを，I.S. さんの根分岐部病変で初めて教えられた気がしました．「夜中に目が覚めても，必ず歯は開いています」と自己暗示療法もすっかり定着したため，1996 年以降 OA は使っていません．

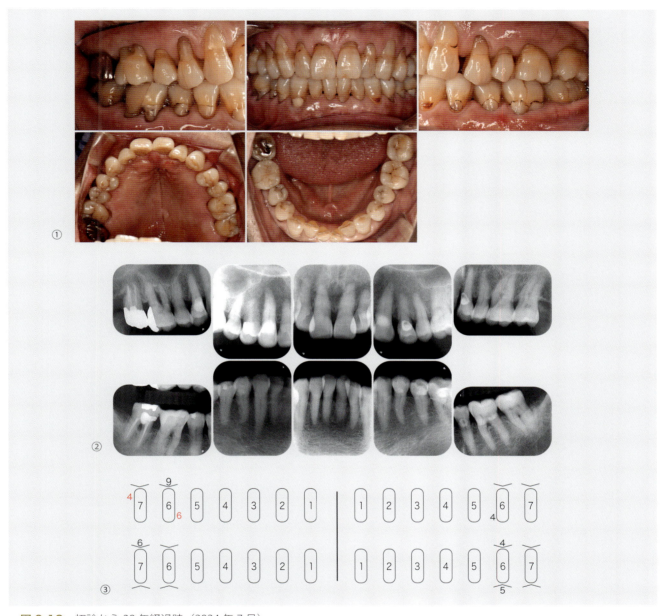

図 6-10　初診から 39 年経過時（2024 年 7 月）
① 口腔内写真，② デンタル X 線写真，③ プロービングチャート

　　　ブラキシズムの改善を行ってから 34 年経過後も，I.S. さんの根分岐部病変は進行していないように見えます（図 6-9）．最初の 5 年間とその後の 24 年間で行ったことの違いは「ブラキシズム対策」だけです．
　　　その後安定した状態を保っていた I.S. さんですが，先日来院したときにお顔を見てびっくりしてしまいました．髪は抜け落ち，めっきりお年を召した様子だったからです．話を聞くと，膀胱癌になって膀胱を摘出し抗癌剤治療を受けているとのこと．当院に 40 年間通院中，若い頃はテニスや山にご一緒させていただき，高齢になってからも軽い山登りと夜の散歩を欠かさずいつも体調完璧とおっしゃっていた I.S. さんですので，相変わらず声はお元気そうでしたが，歯肉の張りは明らかに衰えていました（図 6-10）．

第6章 根分岐部病変とブラキシズム

■ 本症例の歯周治療のゴール評価

- 経過年数：39年
- 主に行った歯周治療：歯周基本治療のみ
- 残存歯28歯→28歯
- 歯周ポケット4mm以下→×〔2歯にBOPを伴う4mm以上の歯周ポケット（根分岐部除く）〕
- BOP率0％→×（2歯）
- 連続した骨頂線（欠損部を除く）→×（6|部で切れている）
- 鍛えられた歯肉→○

文献

1) 谷口威夫．50年の臨床から紐解く歯周基本治療 3．根分岐部病変とブラキシズム．歯界展望．2021；137(3)：568–578．
2) Krogh-Poulsen WG, Olsson A. Management of the occlusion of the teeth. In: Schwartz L, Chyes CM (eds)．Facial Pain and Mandibular Dysfunction. WB Saunders, 1968; 271–277.
3) Posselt U．沖野節三ほか訳．咬合の生理とリハビリテーション．医歯薬出版，1971；218–221．
4) Ramfjord SP, et al. 覚道幸夫ほか訳．オクルージョン．医歯薬出版，1968；206–209．
5) Amsterdam M. Periodontal prosthesis: Twenty-five years in retrospect. Alpha Omegan. 1974; 67(3): 8–52.

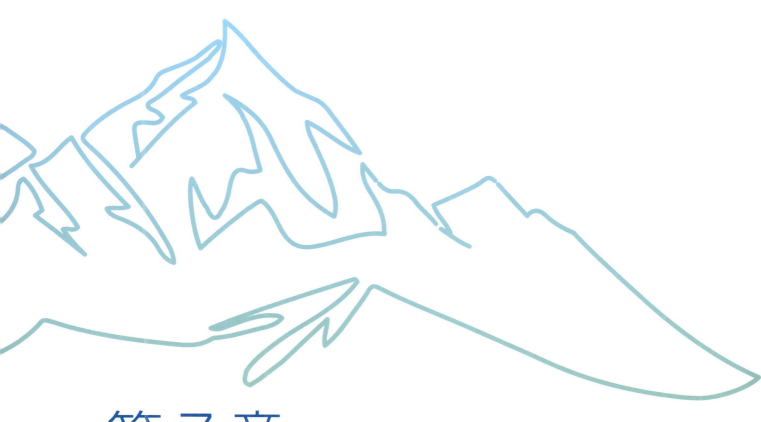

第 7 章
私たちのブラキシズム治療

ブラキシズムのコントロールを持ち駒に

第6章で述べたように，私は根分岐部病変の治療を通じてブラキシズムの影響力の大きさに気づき，そのコントロールに取り組むようになりました．そして，それを臨床の持ち駒とするようになってから，予想以上に多くの人がブラキシズムによるさまざまな障害を持っていることに気づきました．

私は，ほとんどの人が何らかの形でブラキシズムをしていると思っています．ブラキシズムは，昼間は何かに夢中になっているときなど，そして夜は眠っているときに出現する一種の癖のようなものです．ただ，たいていの人はそれに気づかない，あるいは上手に適応していて障害として出てきていないのでしょう．

ブラキシズムが障害を起こさない程度のものであれば，ストレスの発散や生理的な習癖と考えてもいいかもしれません．しかし，それが障害を及ぼすようになると，もはや異常機能運動です．私たちが問題とするのはそのようになったブラキシズムで，正しくは「過度の」とか，「外傷性」「病的」というような修飾語をつけるべきでしょう．ここで述べるのも，そのようなブラキシズムのことです．

これは残念ながら，見える人にはわかってもらえるのですが，既成概念が邪魔してしまうのか，見えない人にはなかなかわかってもらえません．ぜひ頭を白紙にして，見えないブラキシズムを発見していただきたいと思います．臨床にこのブラキシズムのコントロールという持ち駒を1つ増やすだけで，臨床の幅が大きく広がります．

ここから提示するケースの多くはなるほどと思ってもらえるかもしれませんが，なかには本当かなと疑うようなケースもあるだろうと思います．また，1つ思い込むとすべてがそのように見えてしまうのでは，と思う方もいるかもしれません．しかし，自分では，そう言われるほど浅薄な臨床眼でものを書くほど図々しいとは思っていません．ブラキシズムはまだ見えにくい，立証されにくい存在ですが，科学の進歩によっていつかきっと日の当たるときが来ると信じています．

私たちのブラキシズム診断法

ブラキシズムを客観的に計測できる方法があれば，患者さんに説得力のある説明もできますし，それを使うに越したことはないと思います．最近では筋電計を使った検査法も登場しましたが，ここでは私たちの診断法を紹介します．

1．観察

ブラキシズムにかぎらず，臨床診断で最も大切なことは「観察」です．私たち歯科医師は見えない部分を相手にすることが多いため，つい，X線写真や臨床検査機器から得られる情報に頼ってしまいがちです．しかし，そのことによって衰える直観力や洞察力を思うと，初めからそのような情報に頼ることに疑問を感じます．直観力や洞察力を鍛える方策の1つとして，私は普段から口腔内の観察だけで診断する練習をしています．

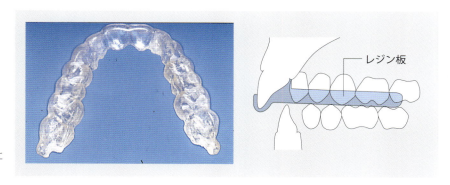

図 7-1 診断用 OA（図 6-7 再掲）
全部の臼歯が全方向運動時に咬合する

　口腔内には，咬耗，シャイニースポット，知覚過敏，アブフラクション，骨隆起，頬粘膜，舌圧痕など，ブラキシズムを疑うような情報がたくさんあります．しかし，現れている所見が現在を反映しているとはかぎりません．口腔内やX線写真の所見などはその人の過去の累積，あるいは過去の一時期のブラキシズムによる結果を今に引きずっているだけかもしれません．現在もブラキシズムをしているとはかぎらないのです．

2．自覚症状および他者の指摘

　ブラキシズムの自覚症状や他者からの指摘は確かな情報ですが，それらが「ない」という情報は不確かで，判断材料にはなりえません．当院では，ブラキシズムをコントロールしたら軽癒する自覚症状を集めて作った問診票を使用し，その項目に当てはまるものが複数あればブラキシズムをしている可能性があると判断しています．

3．診断用 OA

　診断用 OA は 100％正確な診断法ではないかもしれませんが，現在のところ最も簡便で，最も説得力のある診断法です（図 7-1）．

過度のブラキシズムによるさまざまな症状

1．知覚過敏症

症例 1：K.K. さん，58 歳女性．温厚で理解力のある人．

初診：1991 年 1 月

主訴：$\overline{654|6}$，$\overline{|765}$ の冷・温水痛．

現症：右側に咬合痛あり．じっとしていても鈍痛あり．肩こりは右がときどき，片頭痛もときどきあり．ブラキシズムの自覚・他覚ともになし．

　それまでは，歯頸部知覚過敏症の患者さんに対して，疑問も持たずに Hys 処置をしていましたし，患者さんから「どうしてこうなるのですか？」と聞かれても，はっきりした答えを持たないままブラッシング指導をしてお茶を濁していました．しかし，ずっと同じような生活をしているのに，なぜ急に知覚過敏になるのだろう，その間に何があったのだろうかという疑問を持つようになりました．

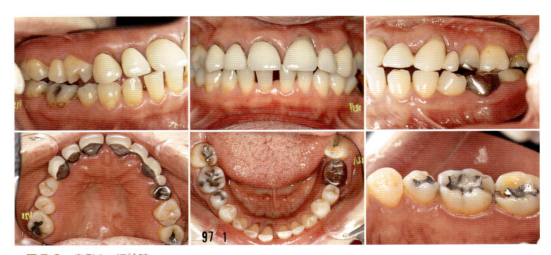

図 7-2 症例1．初診時
以前は正中離開はなかった，咬合が低くなった感じがすると訴えていた．咬合面には顕著なファセット（シャイニースポット）が認められる

所見：咬合面は咬耗し，かなりファセット（シャイニースポット）が認められます（図7-2）．また，6 5|のエナメル質に縦のクラック，1|1に歯間離開（歯冠修復した当時は正中閉鎖）が認められました．

　私はすかさず「しみるのは歯ぎしりのせいだと思います」と言いましたが，患者さんは「歯ぎしりなんかしていません！」と，嫌な顔をして答えるだけです．とりあえず，その日は自己暗示療法の話をして終わりにしました．患者さんは歯ぎしりと言われて，ストレスありと言われているような気がして，不機嫌になったのでしょう．これ以来，患者さんにいきなり「歯ぎしり」という言葉を使わないようにしています．

治療経過：1週間後の来院時に，患者さんは明るい表情で「先生，私，食いしばっていました」と言い，「気をつけていたら，しみるの治っちゃった」とのことでした．ご自分でも，昼間食いしばりをしているのに気づいたそうです．

　もちろん，知覚過敏症がすべてブラキシズムが原因で起こるわけではありません．しかし，原因の1つとしてブラキシズムの存在に気づいたことは，大きな発見だったと思っています．

2．舌痛症，頭痛

症例 2：T.S.さん，64歳女性，主婦．語尾に「ね」が多く，話すテンポがゆっくり．

初診：1993年12月

主訴：舌がヒリヒリと痛い．

現病歴：20年ほど前から左の肩こり・顎の痛みがあり，数年前から耳の後ろが痛くなって某医科大学でスプリントを入れてもらったが良くならず，舌が痛くなったとのこと．

所見：問診の結果，左顎下部内側の痛み，腰痛：左右（＋），不眠（＋），耳鳴り：左右（＋），喉のつまり（＋），膝痛：左（＋）（図 7-3）．筋診査の結果は，咬筋：左（＋＋），胸鎖乳突筋乳突部：右（＋＋），外側翼突筋：右（＋＋），顎二腹筋：右（＋＋）でした

図 7-3　症例 2．当院のブラキシズム問診票による評価
　0：症状なし，1：やや目立つ（それほど強くなく，ときどきみられる），2：目立つ（かなり強いか，よくみられる），3：きわめて目立つ（非常に激しいか，いつもみられる）

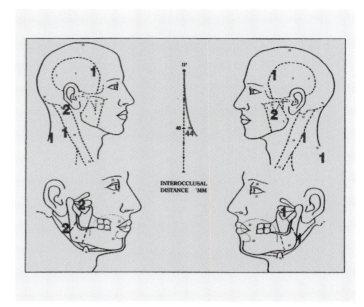

図 7-4　症例 2 の咬合症診査表（顎関節症 Krogh-Poulsen 診査表）

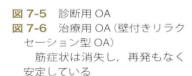

図 7-5　診断用 OA
図 7-6　治療用 OA（壁付きリラクセーション型 OA）
　筋症状は消失し，再発もなく安定している

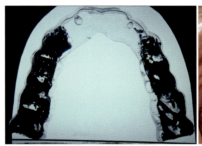
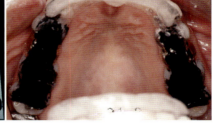

（図 7-4）．顔貌左傾斜．舌に歯列の圧痕明瞭．タッピングポイントと咬頭嵌合位が 4 mm 右に偏位．以上よりブラキシズムの関与が疑われました．

主訴の解決：舌に歯列の圧痕がついていることを指摘し，昼間は舌の力を抜くことと，寝るときの自己暗示療法について話をしました．熱心に聞いてはくれましたが，力を抜くということが理解できず，一緒に練習をしました．

治療経過：5 日後には舌の痛みはほとんどなくなりました．舌圧痕もほぼなくなりましたが，他の症状はあまり変わりませんでした．しかし，口を開いていると肩に力が入ってしまい，肩がこると言います．リラックスする練習をしたのですが，T.S. さんは力を抜くという動作をしたことがなく，なかなかうまくいきません．顎関節症の症状が改善しないので，診断用 OA を作りました（図 7-5）．今度は自己暗示が気になってよく眠れないと言うので，壁付きリラクセーション型 OA にしました（図 7-6）．2 週間後には筋症状はほとんどなくなり，「昼間咬み締めているのに気づいた」と言ってこられました．その後は再発もなく，安定しています．

第7章　私たちのブラキシズム治療

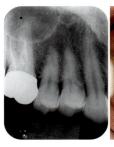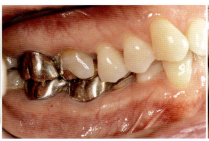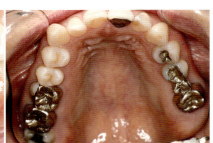

図 7-7　症例 3．初診時
　　　　5｜に咬合痛と接触痛．所見ではわからない

3．咬合痛，頭痛

症例 3：S.M. さん，41 歳女性，看護師．当院の歯科衛生士にときどききつく当たることあり．語尾に「です・ます」がない．

初診：1996 年 8 月

主訴：5｜に咬合痛，触るだけで痛い（図 7-7）．

現病歴：2 週間くらい前から少し痛かったが，3 日前の朝から強く鋭い痛みが断続的に起こるようになったとのこと．

所見：5｜打診痛（＋＋），冷水痛（－），5 4｜に食片圧入あり．歯周病やう蝕はなく，咬耗もほとんどない健全歯．歯頸部に楔状欠損があるものの，それがこれだけの症状を起こしているとは思えません．肩こり（＋＋），偏頭痛（＋）．筋診査の結果，側頭筋・咬筋に圧痛点を認めました．

　原因が思い当たらず，困り果てて「最近，疲れていない？」と声をかけると，次のようなことを話してくれました．

　――最近になって勤務先の病院の患者さんが急に増えて毎日すごく忙しい．それなのに，若い同僚が思うように動いてくれないので，彼女たちとの摩擦に悩んでいる．家を新築していて何かと落ちつかない．夫がリストラされるかもしれない瀬戸際を迎えている．最近よく眠れない．動悸がする．イライラしやすい――

　ストレスの塊のようです．私にはブラキシズムのコントロールしか持ち駒がありませんが，いろいろな話をしながら少しずつアプローチをしていきました．

主訴の解決：①若い同僚との付き合い方や，忙しいときのストレスブレーキングの仕方などのアドバイス，②ストレッチ体操の仕方，③自己暗示療法の説明．はじめは「歯ぎしり」という言葉にいぶかしそうな顔をしていましたが，自分の症状がかなり重いことと，10 年間の信頼関係があったので，半信半疑ながら一応話は聞いてくれました．

治療経過：3 日後，すっかり明るい表情で来院されました．昼間咬み締めていることに気づいたので，咬み絞めないようにしているそうですが，寝ているときのことは，睡眠薬を飲んで寝ることもあるのでよくわからないと言います．5｜の痛みもなくなりました．起床時はまだ顎関節に痛みが少しありますが，ほかの症状は楽になったとのこと．若い同僚とも良い関係に向かっているそうです．その日に，治療用 OA を装着しました．

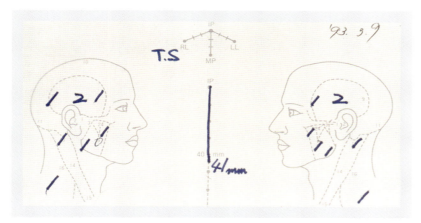

図 7-8　症例 4 の咬合症診査表（顎関節症 Krogh-Poulsen 診査表）側頭筋に強い圧痛点がある

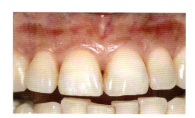

図 7-9　タッピングポイントと咬頭嵌合位は前後に 1 mm ずれている

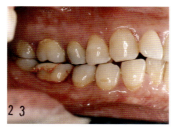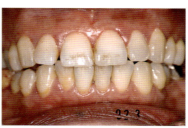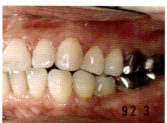

図 7-10　アンテリアガイダンスの喪失

　2 週間後には「OA を入れると気分が落ちつく，入れた翌朝は症状がほとんど出ない，OA を咬み締めていて目を覚ますことがある」ということでした．ようやく，咬み締めていたことを自覚してくれました．咬合調整をして治療終了としました．

　1 年後のリコール時には，「自己暗示は定着したと思う」と言い，以前の笑顔が戻っていました．

4．頭痛，腰痛

症例 4：T.S. さん，41 歳女性，主婦．明るくよく話す，すぐうち解ける．

初診：1992 年 3 月

現病歴：歯の治療で来院したところ，共診査で食いしばりや咬合の問題を知り，以下のような話をしてくれました．

　——中学生の頃から頭痛持ちで，ひどいときは吐き気がすることもある．腰痛は 7 年前の産後の肥立ちが悪く，それ以来続いていてくしゃみをしても痛み，短時間でも台所に立っていられない．医者に頸椎が曲がっていると言われた．その他に，アレルギー性鼻炎，目が疲れやすい，耳の奥がツーンとなるなどの症状がある．

所見：咀嚼筋を触診すると側頭筋に著しい圧痛あり（図 7-8）．前歯部はオープンバイトでタッピングポイントと咬頭嵌合位が 1 mm 前後にずれており，アンテリアガイダンスもないという状態でした（図 7-9，7-10）．

治療経過：T. S. さんは自己暗示療法の話をわりとすんなり聞いてくれました．3日後には，夜中に食いしばっていることに気づくようになり，2週間後には「腰痛がなくなった．そのうえ，重いものが持てるようになった」と本当にうれしそうに来院されました．「片頭痛もなくなり，ついでにアレルギー性鼻炎も軽くなった．夢のようだ」ととても喜んでいました．咬合調整をして定期検診に移行しました．

　ところが，4年後に頭痛が再発して来院されました．自己暗示療法のことを聞いてみると，「そういえば，そんなことを言われたことがありましたね」などと言うのです．自己暗示療法を再開してもらったら，すぐに頭痛は良くなりました．その後は，毎年欠かさず定期検診にお見えになります．自己暗示はかなり成功しているのですが，症状がなくなるということはありません．

　治療用OAを装着すると症状はさらに軽くなるのですが長期に使用できないので，メインテナンス用に改修するとまた症状が少し戻るという繰り返しで今日まで経過しています．痛みの強さは初診時を10とすると3くらいまで改善しています．

5．歯肉クレフト

　歯肉クレフトについては，20年ほど前から注目してきました．歯肉クレフトは，はじめは傷を深くしないように歯ブラシの当て方を弱くし，傷が治ったら逆に少し強めにブラッシングして，歯肉にバリケードを作るように当てることで治すことができます．当院の歯科衛生士の得意技の1つです．しかし，なぜ特定の部位だけに歯肉クレフトができるのかという疑問がずっと頭から離れませんでした．

症例5：M. S. さん，58歳男性，市職員．腰が低く話し方も丁寧だが，結局思い通りにさせてしまう．

初診：1993年8月

クレフトへの対応：M. S. さんのような舌側の歯肉クレフトは，あまり経験がありませんでした．本当にブラッシングのせいなのだろうか……．とてもそうとは思えませんでした．いつものように歯科衛生士が，傷をいたわるように注意しながら歯ブラシを使うようにと指導しました（**図7-11**）．

　しかし，1か月後，歯肉クレフトがひどくなっているのを見て，私たちは茫然としました（**図7-12**）．手がかりを探しながらM. S. さんに最近の様子を聞いてみると，「起床時，顎関節にこわばりがあり，肩こり，片頭痛もときどきある．最近，部署替えがあり，老人ホームの責任者になった．本庁と現場の間に入ってストレスが多く大変」とのことでした．

　スタッフと討論しているうちに，ふと，「もしや，これも」「いや，もうこれしか残っていない」とブラキシズムを疑いました．自己暗示療法の話をしてみると，なんと1週間後の来院時にはクレフトが良くなっているではありませんか（**図7-13**）．それまであった起床時のこわばり，肩こり，頭痛もほとんどなくなったとのことでした．

治療経過：1か月後には歯肉クレフトは完全に治癒しました（**図7-14**）．これには皆びっくりしました．その後は，自己暗示を自然にできるようになり，そのほうがリラッ

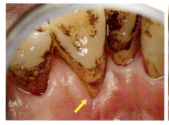 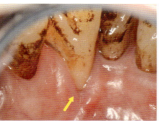 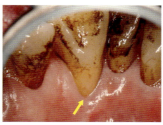 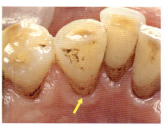

図 7-11 症例 5. 初診時 |3 舌側のクレフト. ブラッシング圧を下げて磨くよう指示した

図 7-12 クレフトの増悪（1 か月後）

図 7-13 ブラキシズムのコントロールによるクレフトの改善

図 7-14 歯肉クレフトの治癒

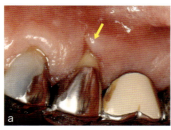 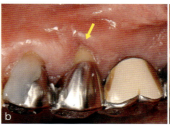 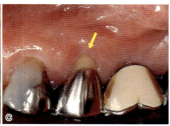

図 7-15 別症例の歯肉クレフト（64 歳男性）
a：|5 頬側に歯肉クレフトが認められる
b：咬合調整，ブラキシズムのコントロール，ブラッシング指導を行い 3 週間後．クレフトは浅くなっている
c：2 か月後．クレフトはほぼ治癒している

クスして眠れるそうです．歯肉クレフトの再発もありません．

　この症例を体験して以降，ブラッシングによる刺激と同時にブラキシズムのコントロールも行うことで，もっと短時間でクレフトを治すことができるようになりました（図 7-15）．

　このように，少々見えにくいブラキシズムも，患者さんと一緒に糸口を探っていると，さまざまな症状の原因として浮かび上がってくることがあります．最初は半信半疑であった患者さんも，次第に自分がブラキシズムをしていることに気づき，それが確定診断となります．私は，診断は必ずしも検査の数値を多く集めて帰納的になされるものではなく，患者さんをつぶさに観察し，よく考えていると湧き出てくる「直観」によることもあると考えています．

6．顎関節症

　私が顎関節症について本格的に学んだのは，1975 年に来日した Krogh-Poulsen の 3 日間のレクチャーでした．それ以来，私はすべての患者さんの共診査のときに，肩こりと頭痛の問診，顎関節の触診，咬合の観察を行ってきました．咬合の観察といっても，早期接触，中心位（タッピングポイント）と咬頭嵌合位とのずれ，側方ガイドの仕方をチェアサイドで観察するだけの簡単なものです．ですから，顎関節症の筋膜症状に関し

ては，患者さんの訴えによって治療するものだけでなく，こちらから発見するものもかなりありました．

55年間すべての患者さんの咬合を診てきたので，いろいろなことがわかってきました．教科書的には悪いと言われている咬合様式であってもまったく症状のない患者さんも実に多くいます．と言うよりも，正常と言われている咬合様式を持った人がほとんどいないと言ったほうがいいかもしれません．また，症状のある患者さんが咬合にはそれほど大きな問題を持っていないこともあります．

顎関節症の治療も，咬合調整をちょっとしただけで治ってしまう場合もあれば，成書に書いてあるあらゆることをやっても思うような結果が得られないこともあります．咬合をめぐるさまざまな要素の絡み合いを解いてくれるキーがどこかにあるはずです．

顎関節症の原因について，多くの成書には「不安定な咬合やストレスなど多くの因子により筋の緊張が亢進し，それが積もり積もって，患者の組織耐性や適応能力が抗しきれなくなると顎関節症を発症する」ということが書いてあります．しかし，筋緊張亢進程度のことで，強靱な靱帯が伸びたり，関節円板に穴が開いたりするものでしょうか．もっと強力な破壊的な力が，持続的に靱帯や関節円板に働くためではないでしょうか．

また，もし組織耐性や適応能力なるものが時間の経過とともに低下していくものだとすれば，年齢とともに顎関節症が増えてしかるべきだと思うのですが，実際には20代の女性に最も多いと言われ，年齢とともに減少していきます．だとすれば，「そこに組織耐性あるいは適応能力を超える何かプラスワンが働いたのだ」と考えるのが妥当でしょう．

何人もの患者さんを診ているうちに，その1つがパラファンクショナルな力，つまり過度なブラキシズムではないかと思うようになりました．

症例6：Y. O. さん，40歳女性，主婦[1〜3]．

初診：1989年1月

主訴：右の顎関節が痛い，口を大きく開けられない，強く噛めない（**図7-16, 7-17**）．

現病歴：「2か月くらい前，夜中に息苦しかったり，食欲もなく吐いたりしたので内科を受診したが，内臓に異常はなく，自律神経失調症と言われ，投薬された．1週間前，口を大きく開けたときに右の顎関節が痛かった．3日前から起床時開口が困難になったが，こんなことは初めて．午前中に頭痛がして，午後には楽になる．昨日からは右手首が痺れている」とのお話でした．

所見：咬合状態は，タッピングポイントに誘導すると $\frac{6}{7}$，$\frac{6}{6}$ のみの咬合接触で，他はまったく咬合していませんでした（**図7-16-①-a〜c**）．咬頭嵌合位が中心位（タッピングポイント）より1.5mm前方に偏位しています（**図7-16-①-d**）．補綴装置を装着したのは15年以上前とのことでした．

確かにY. O. さんには咬合に大きな問題があります．しかし，この咬合になったのは15年前で，もし咬合の問題であるのならば，なぜ15年間1度も顎関節症を発症しなかったのでしょう．咬合が誘因になっているかもしれませんが，今回はもう1つ別の原因が重なって症状を起こしたと考えるのが，むしろ順当ではないでしょうか．

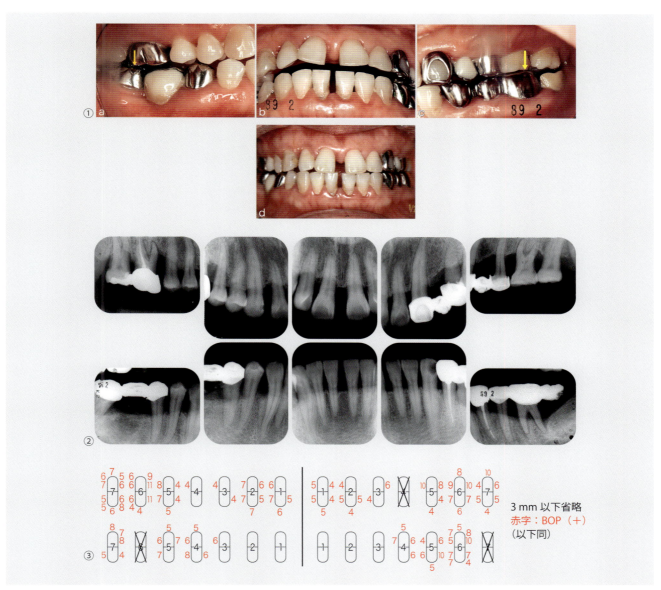

図7-16 症例6．初診時（1989年1月）
①口腔内写真，②デンタルX線写真，③プロービングチャート
①-a〜c：タッピングポイントに誘導すると，6/7| |6/6 のみの咬合接触（↓）．d：咬頭嵌合位がタッピングポイントより1.5 mm前方に偏位している

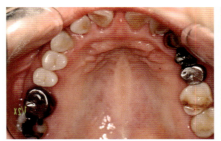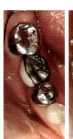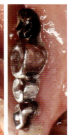

図7-17 初診時咬合面
|3 4 5，7|6 にはシャイニースポットが，|6 は歯冠の一部が欠けて|6 7 には高度の咬耗がある

第7章 私たちのブラキシズム治療

	顎関節痛	頭痛	肩こり	右手の痺れ
初診時（自己暗示療法の話）	3	3	3	3
翌日	2	2	2	2
4日後（治療用OA使用）	1	0	0	0
2週間後	1	0	0	0
4週間後	0	0	0	0

図7-18 主訴の解決
0：症状なし，1：やや目立つ（それほど強くなく，ときどきみられる），2：目立つ（かなり強いか，よくみられる），3：きわめて目立つ（非常に激しいか，いつもみられる）

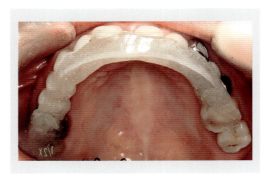

図7-19 治療用OA（壁付きリラクセーション型）
試行錯誤していた頃のOAで，インサイザルテーブルが大きい（図7-21と比較していただきたい）

　さらに，咬合面を見ると，|345 と 7|6 にはシャイニースポットがあり，|6 は歯冠の一部が欠け，|67 には高度の咬耗があります（図7-17）．頬側の歯槽骨は外側に隆起し，外骨症を伴っています．咬合のほかに別の原因，すなわち異常な非機能的な力が加わったにちがいないと思いました．

主訴の解決：そこでY.O.さんに，「日中食いしばったり，咬み締めていませんか？」と聞いてみました．本人は心当たりがないようでしたが，「そういうこともあるかもしれません」と相手の言うことを否定しない人です．「最近忙しくないですか？」と聞いたところ，「娘の大学進学の悩みで頭がいっぱい」ということでした．起床時の開口障害と緊張性と思われる頭痛が午前中に限局して出ていることからも，夜間のブラキシズムが大きな引き金になっているのではないかと思いました．

　そこで補綴装置の除去や咬合調整は行わず，日中，咬み締めないように気をつけること，夜寝る前にも，睡眠中咬み締めないように自己暗示することをお話しして，ブラキシズム予防用パンフレット（第6章；図6-6参照）を渡しました．症状が顕著だったこと，また相手の言うことを素直に聞くY.O.さんの性格もあり，こちらの話を真剣に聞き入れてもらえたようでした．

　4日後の再来院時には，顎関節の痛みは少し残っていましたが，頭痛，肩こり，右手の痺れは消えて，「朝，すっきりと目が覚めた」とおっしゃっていました（図7-18）．その日から治療用OA（壁付きリラクセーション型OA）を上顎に使用してもらいました（図7-19）．

診査：咬合症診査表（図7-20）に従って診査を行いました．また，歯周病がかなり進行しており，4mm以上の歯周ポケットのある歯が25歯中20歯，BOPも80%の歯に認められました（図7-16-③）．

歯周基本治療の経過：その後，娘さんの進学もかなって，顎関節痛は快癒しました．ブラッシングは，2.8mmある 1|1 の正中離開を閉鎖することを目標に，非常に熱心に行ってくれました．

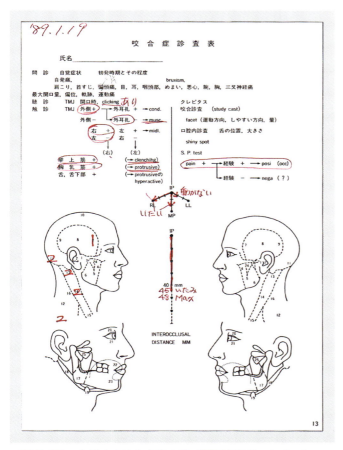

図 7-20 症例 6 の咬合症診査表（顎関節症 Krogh-Poulsen 診査表）

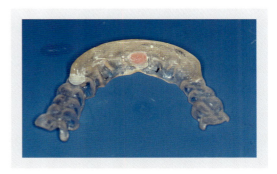

図 7-21 壁付き（前歯咬合型）リラクセーション型 OA

　2 回の再評価を経て，初診から 9 か月後には，4 mm 以上の歯周ポケットは 5 歯に，BOP は 0％になり，1|1 の正中離開は 0.6 mm 減少して 2.2 mm になりました．根面は十分きれいで，4 mm 以上の歯周ポケット（キュレットが届かずルートプレーニングができない根分岐部を含む）が残っているものの，歯周基本治療を終了し SPT へ移行しました．

娘さんのイベントごとに再発する歯周病と口腔顔面痛：初診から 2 年後，「左眼の奥〜左側頭〜左頸部〜左肩にかけて，重い，痛い，こりがひどい」と訴えて急患でお見えになりました．顎関節の運動は正常，開口障害や機能障害もありません．「うちは歯医者なんだけど」と冗談半分に言うと，「何でも具合が悪いときは先生のところへ来ればいいと思った」と言い，今度は娘さんの就職で悩んでいるという話でした．再度，自己暗示療法についてお話しし，治療用 OA（壁付きリラクセーション型 OA）を再製しました（**図 7-21**）．

　2 週間後，症状が快癒したため，メインテナンス用 OA（全歯接触型で前方運動時には犬歯誘導になるよう調整）に改良し，使用してもらいました．

第7章 私たちのブラキシズム治療

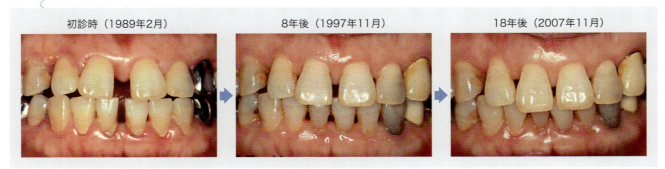

図 7-22 上下顎前歯部正中離開の変化

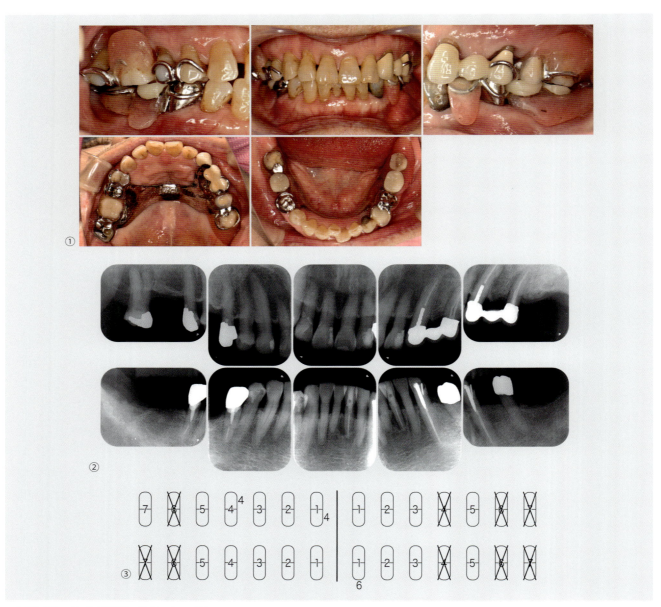

図 7-23 35年経過時（2024年7月）
①口腔内写真，②デンタルX線写真，③プロービングチャート（2024年2月）

その後も娘さんの結婚を控えて東奔西走していたとかで，10年間に数回ブラキシズムが原因と思われる同様の症状で急患来院され，そのたびにOAを再製するのですが，症状がなくなるといつの間にか使用するのをやめてしまいます．ブラッシングも同様で，指導されたときは「よくわかりました」と返事をして，確かに言われたとおりにしてくださるのですが，次の定期検診時には同じことをまた指摘することになるのです．

娘さんが結婚され初孫が生まれてからは，口腔顔面痛の症状もまったく出なくなりました．また，当初目指していた上下顎前歯部の正中離開は歯を動かすための特別な処置をせずとも少しずつ閉じてきて，18年後にはほぼ閉鎖しました（図7-22）．

その後もY.O.さんは定期検診にキャンセルもなくおいでになりますが，次第に問題点を指摘しても状態が改善しなくなり，6̲ は根分岐部病変，7̲|4̲ は歯周病が進行して抜歯，6̲| は根分岐部のう蝕の進行で抜歯となり，上下顎とも義歯になりました（図7-23）[3]．全身的には関節リウマチ，骨粗鬆症，左右人工股関節手術，膝関節手術とさまざまな問題を抱えています．

7．口腔顔面痛

口腔顔面痛の患者さんでも，症状に歯痛を伴っていると一般歯科開業医に来院されることがあります．近隣に紹介できる適当な医療機関がなければ，開業医でもできるだけ対応する必要があるでしょう．また，開業医でも口腔顔面痛に関する知識をある程度持ち，症状や障害に関して鑑別診断をつけ，できる処置を行ったうえで適切な医療機関に紹介することも，プライマリーな医療機関としての一般歯科開業医の大切な責務であると思います．

症例7：Y.Y.さん，74歳女性，主婦．
初診：1999年5月
主訴：頭が痛い．死にたい．入れ歯の具合が悪い．
現病歴：主訴が死にたいとは物騒な話ですが，聞いてみると以下のようなことでした．

——4か月前の朝，地獄に引きずり込まれるような頭重感に襲われ，救急車で病院に運ばれた．ICUに2日間入院したがどこも異常ないと言われた．その後も夜中に頭痛で目が覚めるし，朝もすぐには起床できない．かかりつけの医者は来院を嫌がり，「どこも悪くないのだから，頭痛と上手に付き合え」と言う．「どこが悪いか聞きに来ているのではない．この頭痛を治してくれればいいのだ．こんな辛いのなら，いっそ死んだほうがましだ」と思った．

ほかにも脳外科，脳神経外科，精神科，眼科，耳鼻咽喉科などで診てもらったけれども，いずれも異常なしと言われたそうです．耳鼻咽喉科にいた患者から，歯の咬み合わせが原因かもしれないと言われて当院に来院されました．精神的にもかなり不安定で，神経質なタイプの方でした．
所見：口腔内には咬合高径がかなり低い義歯が装着され，上下の前歯のクラスプは先端が不適合で，Y.Y.さんは舌を当てないようにいつも舌を巻いて奥に入れているということでした（図7-24）．

111

第7章 私たちのブラキシズム治療

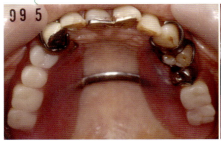
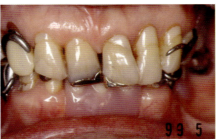
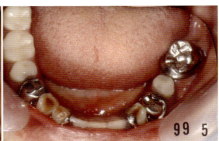

図7-24 症例7. 初診時（1999年5月）
クラスプは先端が不適合で患者は舌を当てないようにしていた（写真は修理後）

　今までも似たような患者さんをたくさん診てきて確信があったので，「大丈夫ですよ．明日の朝はさわやかに目覚められますよ」と言って安心させました．帰りがけに「うれしい．私，もうどこでも見放されたと思っていたのに」と涙され，私を戸惑わせました．しかし，Y.Y.さんの涙は私が治ると言ったことに対してではなく，私がすべてを聞いてあげたことに対してだということは容易にわかりました．

主訴の解決：
〔初診日〕この患者さんも安静位が取れない状態でした．まず，安静位を取る練習をし，日中，常時安静位を取るように指示しました．また，不適合のクラスプも調整し，舌をあてがうことができるようにしました．Y.Y.さんは家に帰ってからすぐ，私たちがお渡ししているブラキシズムのパンフレットのとおりに家中にカラーテープを貼って，リラックスする練習をしたそうです．寝るときもパンフレットに書いてあるとおりに力を抜いて，自己暗示をかけながら寝たそうです．
〔翌朝〕起床時の頭痛，立ちくらみがなくなっただけでなく，開口も普通にできるようになっていました．ご自分で治してしまったのです．
〔1週間後来院時〕夜中に頭痛で起きることがなくなり，わずかなめまいが残っている程度でした（図7-25）．血圧も正常に戻っていました．彼女はうれしそうにその話を何度もしてくれました．「あの辛かった100日がうそだったようです」．症状が重篤だったので治療用OAを使用してもらいました（図7-26）．
〔2週間後〕起床時の頭痛，めまい，舌痛はまったくなくなり，血圧も下がりました．降圧薬の服用も中止し，一時は10種類近く飲んでいた薬もゼロになりました．夜中の咬み締めにも気づいてもらえました．「こんなに具合良くていいのかしら．本当に先生は名医ですね」と床に正座して頭を下げられたのには参りました．
〔3か月後〕症状の再発はなく，よく噛め，よく眠れるとのこと．体重も2kg増えたそうです．
〔9年後〕症状は再発していません．
考察：私は「再発しないようにするには，歩くことが一番ですよ」とお話しして，ご主人と楽しく歩くようアドバイスをしました．
　「ヒトは他の四つ足哺乳類と骨格，筋肉など，同じ身体構造をしているのにもかかわら

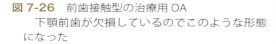

図 7-25　問診票の変化
　　1週間で劇的に改善していることがわかる

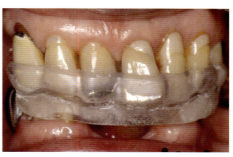

図 7-26　前歯接触型の治療用 OA
　　下顎前歯が欠損しているのでこのような形態になった

　ず，不安定な二足歩行を行っています．しかも頭部が重いので体躯にかかる負担は想像以上です．だから，二足歩行を鍛錬するために，できれば少々負荷がかかる程度に歩くことが一番いいのです」というのが私の持論です．

歯科医が歩くことまで，と思われるかもしれません．しかし，私たちに患者さんをトータルで見る姿勢がなかったら，Y.Y.さんに対して「ほかへ行ってくれ」と言っていただろうと思います．もしそうしてしまったら，Y.Y.さんの頭痛はもちろん，随伴していた高血圧や顎関節症や歯周炎も治らずに，患者さんは悲嘆にくれて余生を送らなければならなかったかもしれません．

自分の歯科医師としての55年の歩みを振り返ってみたときに，ついてきてくれている患者さんとトータルで付き合ってきたからこそ，今日も自分の能力に余る患者さんを抱えていられるのだと思っています．

文献

1) 谷口威夫．50年の臨床から紐解く歯周基本治療 4．歯周病と口腔顔面痛（顎関節症）．歯界展望．2021；137（4）：808–816.
2) 谷口威夫．口腔顔面痛と力と炎症．ザ・クインテッセンス別冊／YEARBOOK 2016 長期経過症例から学ぶ "炎症と力のコントロール"．クインテッセンス出版，2016；190–203.
3) 谷口崇拓．歯周病患者の長期的な継続管理と治療戦略．デンタルダイヤモンド．2024；49（9）：52–54.

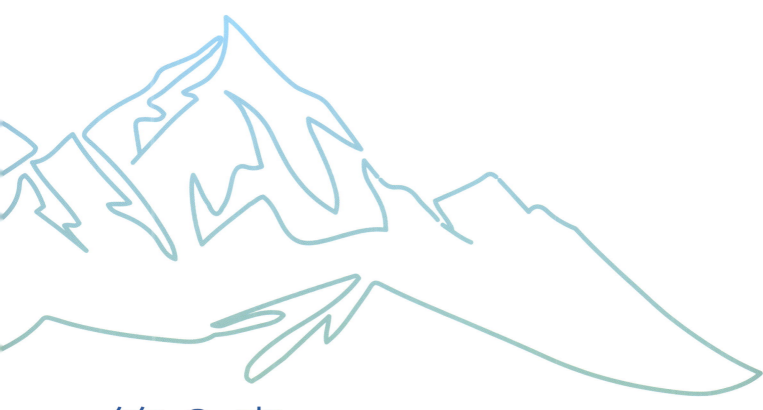

第8章

歯科医療の英知を結集して挑む臼歯部咬合崩壊

歯周病と咬合崩壊

　55年の歯科医師人生を振り返ったとき，私が一番知識や技術を吸収し，現在の診療姿勢をほぼ確立したのは40歳以降の1980年代だと思います．次々と来日する欧米の臨床家の講演を聞きに行ったり，5つものスタディグループに所属して同世代の臨床家たちと口角泡を飛ばし，夜通しディスカッションしたりしていました．また，ワシントン大学の夏期講習を受講し症例発表をする，という貴重な体験もさせてもらいました．

　しかし，欧米の高名な先生の"曲芸"のような話や，切ったり貼ったりする治療法を，そのまま自分の患者さんに実行することには少々疑問を持っていました．新しいことは恐る恐る試してみて，患者さんの口腔の応答を確かめながら実践していました．

　そのような欧米旋風のなかで，歯周補綴を提唱したペンシルバニア大学のMorton Amsterdam先生が25年間以上メインテナンスしている歯周病のケースをまとめた冊子があるというので，何としても読みたく，八方手を尽くしてようやく，1974年の *Alpha Omegan* という雑誌に書かれた『Periodontal prosthesis. Twenty-five years in retrospect』[1]というタイトルの論文のコピーを手に入れました．その後，あるスタディグループが抄読会を行った際の訳文[2]も手に入り，むさぼるように読みました．

　その論文のなかでAmsterdamは，原因除去療法，すなわち「炎症と咬合性外傷の除去」が最も大切であると書いています．また，歯周補綴症例の95％は臼歯部咬合崩壊症例であると述べ，歯周病と咬合崩壊の関係を重く捉えています．

　臼歯部咬合崩壊とは，重度歯周炎で臼歯部の咬合支持能を失い，歯の喪失などにより臼歯部の咬合高径が低下し，前歯部に二次性咬合性外傷が加わってアンテリアガイダンスが機能せず，フレミタス，動揺の増加，時にはフレアアウトが生じている状態と言われます．臼歯部咬合崩壊症例に対しては，同論文に書かれているように，可逆的で安全な改良型ホーレーバイトプレーンを用いると，無理なく咬合の再構成ができ，咬合性外傷，とりわけ睡眠時ブラキシズムの回避，下顎位の決定，歯周炎の改善が可能です．しかし，治療期間が長くなり，全顎的な補綴が必要になります．患者さんの希望で咬合挙上ができない場合には，睡眠時ブラキシズムなどによる咬合性外傷で歯冠修復物の破折や脱落などが起こり，咬合崩壊が進行してしまうこともあります．

　臼歯部咬合崩壊症例の治療には歯周治療のみでなく，咬合の再構成を目的とした下顎位の誘導・矯正治療，補綴治療（義歯やインプラントなど），咬み合わせの調整やマウスピース装着などの卓越した技量が必要だと言われています．

　ここでは，Amsterdamが推奨している改良型ホーレーバイトプレーンを用いた臼歯部咬合崩壊の咬合再構成と，マルチブラケット装置を用いた再構成の例を紹介します．

改良型ホーレーバイトプレーン適用例

症例1：M. I. さん，42歳女性，農協職員[3]．
初診：1983年9月

主訴：1|1 の正中離開が気になる.

　口を閉じても，正中離開している 1|1 が口唇より前に飛び出しているのを非常に気にされていました.「若い頃から少しはすいていたが，こんなではなかった. 数年前から広がってきた」ということでした.

現病歴：数年前，車のハンドルに前歯をぶつけて，歯科医院に行って固定してもらったが，2か月前にまた前歯をぶつけたとのこと.

所見：7| は頬側に転位し，上顎の前・側方歯群は唇頬側にフレアアウト，下顎前・側方歯群は舌側に傾斜移動. 臼歯部の咬合支持が失われており，咬合高径が低下し，ディープオーバーバイトを呈していて，典型的な重度歯周炎の臼歯部咬合崩壊の状態でした（**図 8-1-①**）. 口角炎も頻発していました.「若い頃の歯が写っている写真があったら見せて」と伝えると，17歳のときの写真を持ってきてくれました（**図 8-2**）. 確かに，全然違う顔貌でした.

　そこで，次のような治療計画を立てました.

● OHI
● 主訴である 1|1 の正中離開の閉鎖
● 全顎にわたる咬合挙上と 7| のアップライトを含む咬合再構成

1．歯周基本治療

1）OHI

　歯周炎に関しては，咬合性外傷を受けている上顎の大臼歯以外は思ったより歯周ポケットが浅い状態でした. 下顎の前歯に歯石がたまりやすい方でしたが，ブラッシングの話をすると言われたとおりに毎晩30分磨いてくださいました. しかし，「自分の歯は自分で守る」という強い意識が感じられず，言われたときはやるけれどやがてまた同じ指摘を受ける，という繰り返しでした. こちらの危機感が思うように伝わらず，モチベーションが上がらない M. I. さんに，担当の歯科衛生士は少々手を焼いていました.

2）1|1 正中離開の閉鎖

　主訴が上顎前歯部の正中離開が気になる，ということだったため，さっそく 1|1 の正中離開の閉鎖，咬合挙上，ブラキシズムの回避を目的に改良型ホーレーバイトプレーン[1]を使ってもらいました（**図 8-3-a, b**）.

3）全顎にわたる咬合挙上と咬合再構成

① 1|1 の正中離開が閉鎖したところで，上顎歯列のアーチを微調整するために，マルチブラケット装置を装着しました（**図 8-3-c, d**）.

② 上顎前歯～小臼歯の咬合挙上と歯列調整ができたので，改良型ホーレーバイトプレーンで上顎を保定しつつ，下顎前歯の歯列調整と臼歯部の挺出を兼ねたマルチブラケット装置を装着しました（**図 8-4-a**）.

③ 近心傾斜していた 7| には，改良型ホーレーバイトプレーンにエクスパンションスクリューをつけてアップライトし，下顎と咬合するようにしました（**図 8-4-b, c**）.

第 8 章　歯科医療の英知を結集して挑む臼歯部咬合崩壊

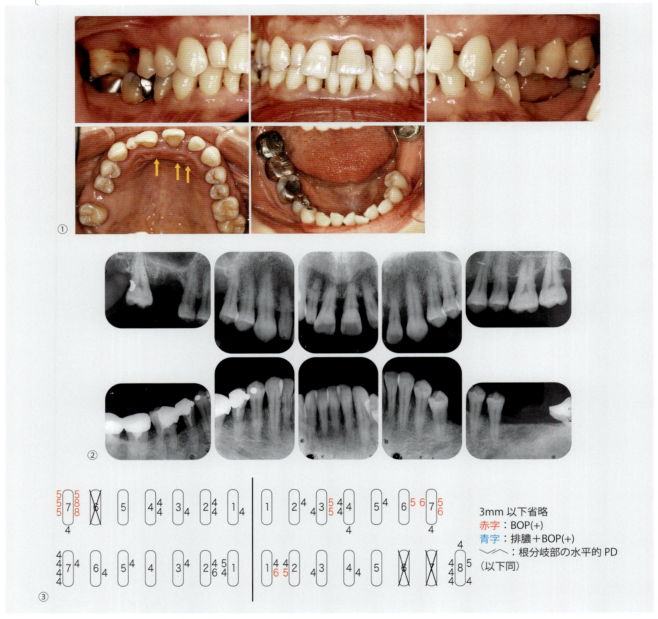

図 8-1　M.I. さん，42 歳女性．初診時（1983 年 9 月）
①口腔内写真，②デンタル X 線写真，③プロービングチャート
大臼歯部の欠損，咬合高径の低下，上顎前歯のフレアアウトと，典型的な臼歯部咬合崩壊の状態．口蓋には下顎前歯の圧痕がついている（↑）．低位咬合のため咬合時はやや下顎前方位となっている．1|1 は口唇より前に飛び出している

　　M.I. さん本人は農協勤務ですが，家業がリンゴ農家のため，毎年 9 月から年末までは収穫，選果，発送と多忙を極めます．それらを機に来院が途絶えることも多く，初診から 2 年後（1986 年 1 月）にようやく，下顎前歯・小臼歯の微調整を残して，咬合挙上をほぼ達成しました（**図 8-5-**①）．現在ならば，一気に固定式の矯正装置を用いてもっと短期間にスマートに調整できたと思いますが，当時の改良型ホーレーバイトプレーンによる咬合の微調整は難しかったうえに，矯正治療が不慣れであったことで，時間がかかってしまいました．

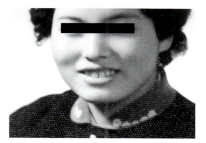

図 8-2 M.I. さんの 17 歳時の写真
来院時と全然違う顔貌だった

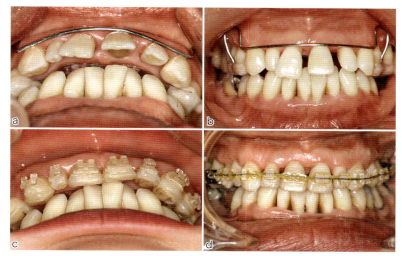

図 8-3 正中離開の矯正と咬合挙上
a，b：改良型ホーレーバイトプレーンによる 1|1 正中離開の矯正と咬合挙上．唇側弧線は審美的な要求から歯頸部寄りとした
c，d：1|1 の正中離開閉鎖後，マルチブラケット装置により上顎歯列のアーチを微調整した

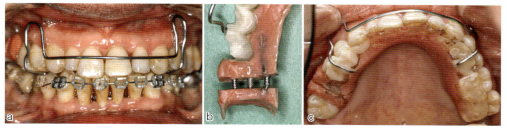

図 8-4 下顎の矯正と 7| のアップライト
a：改良型ホーレーバイトプレーンで上顎を保定，下顎はマルチブラケット装置を装着して，前歯の歯列調整と臼歯部の挺出を図る
b，c：改良型ホーレーバイトプレーンにエクスパンションスクリューをつけて 7| をアップライト

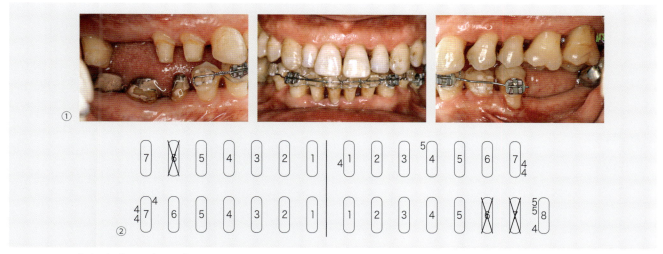

図 8-5 再評価時（1986 年 1 月）
①口腔内写真，②プロービングチャート
咬合挙上を行った下顎前歯と左側小臼歯の咬合再構成はほぼ達成．歯肉炎が見られ，ブラッシング習慣が定着していない．4 mm 以上の歯周ポケットは 5/26 歯になった

第8章 歯科医療の英知を結集して挑む臼歯部咬合崩壊

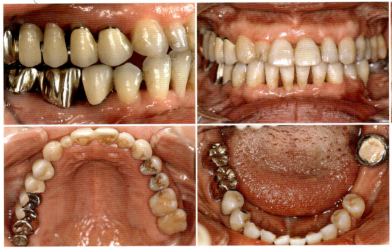

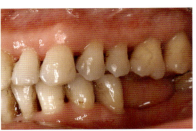

図 8-6　右側の口腔機能回復治療完了時（1987 年 1 月）
　この次に左側ブリッジの印象採得を予定していたが，乳癌による入院・手術のため来院中断となった

　しかし結果的には，短期に強力な矯正力を用いなかったことが歯槽骨の回復を手助けしたと思っています．また，改良型ホーレーバイトプレーンを長期に使用することによって，睡眠時ブラキシズムも回避できました．再評価を行ったところ，歯周ポケット 4 mm 以上の歯が 5 歯になり，BOP は 0 になりました（図 8-5-②）．

2．口腔機能回復治療

　右側の咬合挙上が終わり歯列も整ったので，少しでも早く咀嚼機能の回復をしようと思い，補綴治療をしました．その後，４５ のアップライトを終了し，④⑤６７⑧ にブリッジを入れる予定でした（図 8-6）．ところが，印象採得直前に M.I. さんは乳癌を発症し，急遽入院・手術となって治療中断，そのまま来院も途絶えてしまいました．

3．繰り返される中断と「集中 OHI」

　それから 6 年後（1993 年），「左下が痛くて噛めない」と言って，M.I. さんが急患で来院されました．心配していた ８ の歯周炎の急性発作でした．26 歯中 17 歯に 4 mm 以上の歯周ポケットと BOP があり全顎的に歯周炎が再発，２ ̄２ は動揺し，プラークコントロールも悪く，すっかり元に戻っていました（図 8-7）．歯科衛生士が「M.I. さん，歯ブラシやってたのー？」と聞くと，「おらーて，まいんち，やってたさー」と言います．「だけどもー」と M.I. さんは，自分が乳癌になったことで家業や会社に迷惑をかけたので，そのうえ歯医者にまでは来られなかったと話してくれました．「歯ブラシだけは毎日 15 分はやっている」ということでした．また，振り出しからです．

　初診と同じように，再度「診断」を行いました．さらに，当院でときどき行う「集中 OHI」，すなわち，短い間隔で短期集中のブラッシング指導と SRP を行いました．M.I. さん自身も ８ の近心歯頸部に「歯ブラシが届かねー」とおっしゃるなど，かなり熱心に取り組んでくれました．4 か月間に 7 回通院した後にはびっくりするほど回復し，4 mm 以上の歯周ポケットと BOP があるのは ７ の 1 歯だけになりました（図 8-8）．そこで，④⑤６７⑧ のブリッジを装着しました．しかし，それからまた，M.I. さんは SPT に来

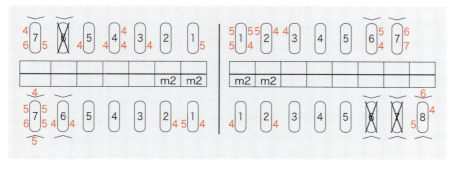

図 8-7　中断してから 6 年後の再来院時（1993 年 5 月）のプロービングチャート
　8| の急性発作で来院．4 mm 以上の歯周ポケットが 17/26 歯に及んだ

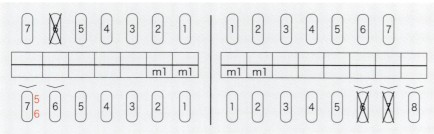

図 8-8　集中 OHI 後（1993 年 9 月）のプロービングチャート
　再来院から 4 か月，驚くほどの回復力

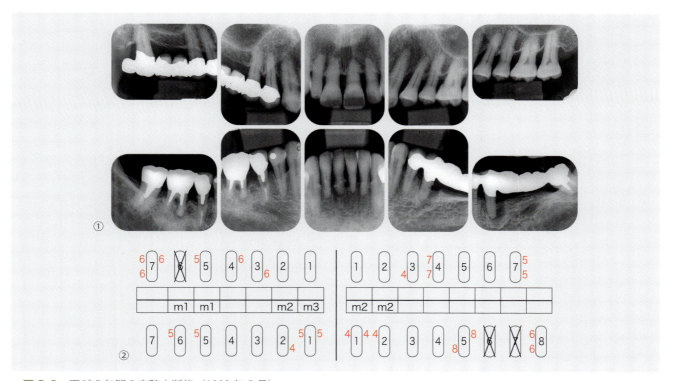

図 8-9　再び 5 年間の来院中断後（1999 年 5 月）
　①デンタル X 線写真，②プロービングチャート
　|5 の急性発作で来院，2 1|1 2 5 は歯周ポケットが根尖近くまであり，厳しい状態

なくなってしまいました．
　忘れた頃の 5 年後（1999 年 5 月），今度は |5 の急性発作で来院されました．2+2 の動揺度は 2 度以上になり，保存も厳しい状態になりました（図 8-9）．さすがの M.I. さんも危機感を持ったらしく，再び「集中 OHI」として，10 か月の間に 15 回通院し，

第8章 歯科医療の英知を結集して挑む臼歯部咬合崩壊

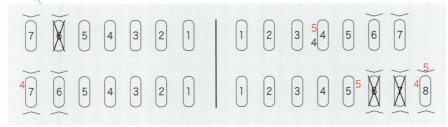

図 8-10 再度の集中 OHI 後（2000 年 4 月）のプロービングチャート
連続 15 回の通院で何とか小康状態となった

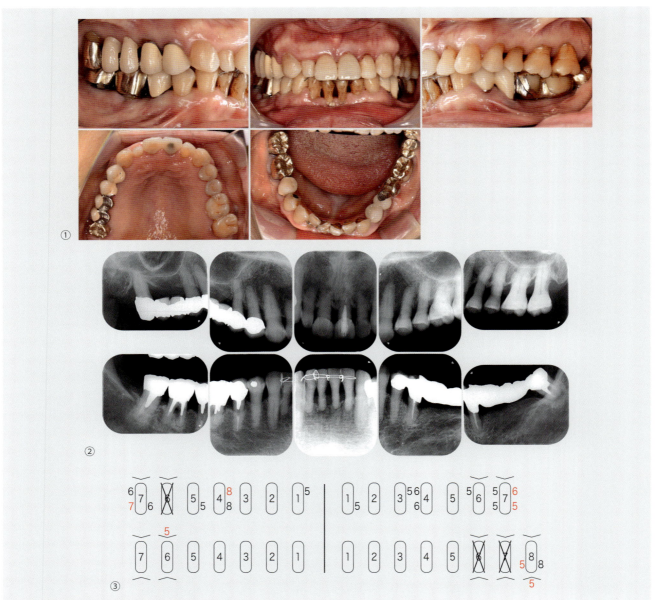

図 8-11 41 年後の 83 歳時（2024 年 2 月）
①口腔内写真，②デンタル X 線写真，③プロービングチャート（2024 年 5 月）

　翌年には何とか 4 mm 以上の歯周ポケットと BOP のある歯が 4 歯になるまで回復しました（図 8-10）．しかし相変わらず，"磨いてはいるが，磨けていない"，"注意するとできるが定着しない" と，歯科衛生士を嘆かせていました．

4．マラソンとバナナ

　その翌年（60歳時），38年間勤めた会社を定年退職し，ようやくいつでも通院できる状況になりました．乳癌は完治していましたが，新たに高血圧と糖尿病（境界型）であることがわかり，週に1回プールに通い，マレットゴルフ，コーラスなどの運動や活動をするようになりました．また，ちょうどM.I.さんの近所が長野冬季オリンピックを記念して行われる「長野マラソン」のコースになっていて，運動仲間と一緒にボランティアとして競技のお手伝いをしていました．

　このマラソンは市民3,000人がボランティアとして活躍することで有名で，全国の模範となっている大会です．2008年の第10回大会からは，私もランナーの1人として参加していました．35 kmを過ぎて一番きついところにバナナコーナーがあります．藁をもつかむ思いで出した私の手に，急いで皮を剥いてバナナを乗せてくれたのは，何とM.I.さんではありませんか！　お互いにびっくり！　私は思いもよらないその一瞬に勇気をもらい，また走り続けました．そのことがあってから，M.I.さんは4か月ごとの定期検診を待ちわびたように来院してきて，毎回その話で盛り上がりました．

　現在83歳と高齢になり，急にフレイルが進行し，ご家族に付き添われて来院されていますが，表情に覇気がなく，こちらの話にもあまり反応しなくなりました．毎晩15分は磨いているというわりには，相変わらずブラッシングは上手ではなく，5 mm以上の歯周ポケットが11歯，BOPも5歯にあります（図8-11）．不安要素を抱えたままなので，今後が心配です．

5．まとめと考察

　41年間のうち，1987年からの6年間と，1994年からの5年間の，2度にわたる来院中断があったにもかかわらず，何とか今日まで1本も抜歯せずに済んできたのは，
- 初期の段階で，適切な歯周基本治療と咬合治療を終了していたこと
- 決して上手とは言えないまでも，本人なりに一生懸命ホームケアをしていたこと
- 再発時の「集中OHI」による，歯科衛生士とM.I.さんの頑張りのおかげ

だと考えます．

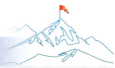

■ 本症例の歯周治療のゴール評価

- 経過年数：41年
- 主に行った歯周治療：歯周基本治療，$\overline{2+2}$ 暫間固定
- 残存歯26歯→26歯
- 歯周ポケット4 mm以下→×
- BOP率0％→×
- 連続した骨頂線（欠損部を除く）→○
- 鍛えられた歯肉→△（$\overline{1|1}$ が弱い）

第8章　歯科医療の英知を結集して挑む臼歯部咬合崩壊

マルチブラケット装置適用例

　　Amsterdam が提唱する改良型ホーレーバイトプレーンは臼歯部咬合崩壊症例の咬合再構成に有用ですが，歯周病の進行が重度で保存できる歯が少ない場合は，早期に口腔機能の回復を図らなければならず，改良型ホーレーバイトプレーンで時間をかけて咬合再構成をしている余裕がないことがあります．次に紹介する症例はそんな患者さんです．

　　M. M. さんは長野健康センターへ健診に行ったときに，担当の歯科医師から歯周病を治すように指導を受けたということでした．

　　日本は高度経済成長期に産業が急激に発展し国民生活も向上しましたが，国民の健康はやや置き去りにされていました．ようやく国は 1975 年に「栄養・運動・休養」を骨子とした健康増進施策を立ち上げ，全国に健康増進のセンターの設置を呼びかけました．長野県は全国に先駆けて「長野県総合健康センター」を県内 2 か所に開設しました．このセンターはただ健診をするだけでなく，栄養・運動・休養の調査と指導を主にし，経年的に健康を保持するという画期的なものでした．

　　1985 年に歯科健診も導入され，歯科衛生士が食事指導や保健指導をすることになりました．私はたまたま県歯科医師会の担当役員になっており，立ち上げに関わりました．全国に前例がなかったので，計画から開設まで 3 年間の準備をし，開設後は健康センター嘱託医の 1 人として 40 年間務めました．歯科健診では口腔内を視診するだけでなく，パノラマ X 線写真による診断，歯科衛生士による日常生活のアドバイス，ブラッシング指導を行います．また，オプションで口臭測定，口腔癌検診も行います．

　　M. M. さんも受診されていて，歯科衛生士のブラッシング指導を受けていたそうですが，この年の健診時に専門医への受診を勧められたそうです．

症例 2：M. M. さん，45 歳女性，会社員．ご主人，義父母，娘 3 人（19，17，12 歳）の 7 人家族．18 歳から 23 年間ガソリンスタンドで給油係を務め，最近は事務もする．
主訴：6| がぐらぐらしてよく噛めない．歯ぐきが下がってしまった（**図 8-12-①**）．
現病歴：15 年前（30 歳時），2 1|1 が少し動くようになったので歯科医院に行ったら，抜かれて義歯を装着されたが，歯周病のことは何も言われなかった．健康センターでう蝕と歯周病を指摘され，専門医を受診するよう勧められ来院．
口腔内所見：

- 6| は指でも抜けそうな動揺が認められ，スタディモデルの印象採得中に患者さんも気づかずに抜けてしまった．5 4|4 ～ 8，6 5|4 6 も 1 度以上の動揺あり（**図8-12-③**）．
- 4 mm 以上の歯周ポケット，BOP ともに 23/26 歯．11/26 歯に排膿あり．
- 上下の臼歯が近心に傾斜し，特に右側は咬合崩壊状態．
- 7 5 3|2 3 4 8，|7 にう蝕．
- 唇側歯面は磨けているものの，隣接面や歯頸部にはプラークが付着．3⁺3 の歯肉は，辺縁が歯ブラシの毛先で突つかれたような擦過傷あり．

124

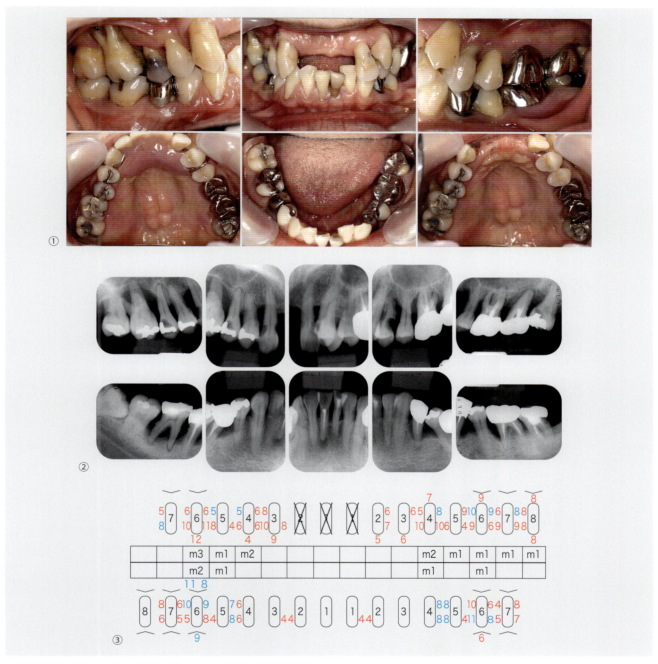

図 8-12 M.M. さん，45 歳女性．初診時（1999 年 4 月）
①口腔内写真，②デンタル X 線写真，③プロービングチャート
6」は印象採得中に抜けてしまった

診断：例によって夕方来院してもらい，現状の説明と今後の歯の健康維持のための話をしました．う蝕も多発し，歯周病もかなり重症だったのと，感情や思いを積極的に表現されない方なので，私のほうが話に力が入ってしまい，説明用の診断用紙にも気持ちが現れてしまいました（**図 8-13**）．「入院してもらって治療したいくらい重症なので，入院したつもりになって 1 本でも多く 1 日でも長く持たせましょう」とお話ししました．

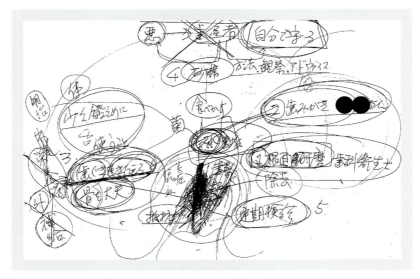

図 8-13 診断用紙のコピー

1．歯周基本治療

1) OHI

歯科衛生士の記録によると，初日にはしっかり磨いてこられ，ご自分から「歯ブラシが歯ぐきにしっかり当たった感じがしない」との報告もあり，非常に積極的でした．自ら工夫しながらブラッシングされるので，こちらからは少しアドバイスする程度でした．

2) SRP

侵襲性歯周炎の特徴なのか根面が硬く，除石した根面がスムーズになったことが確認できました．SRP後の歯肉の回復も早いように感じました．

3) 食生活指導

お勤めしながら7人の食事を作るので簡単にできる炒め物や焼き魚が多く，食材の安全性などは考えたことがないということでした．そこで，歯科衛生士から「7人の健康を握っているのだし，それにお子さんのむし歯予防の観点からも，ご家族と一緒に食の勉強をしませんか」と問いかけました．

子供たちに話したところ，「まずはお母さんが頑張って」と励まされたそうです．味付けを薄味にしたら，はじめはおばあちゃんがこっそり味付けを直していましたが，やがてみんなが慣れたと話してくれました．また，スーパーマーケットに行っても商品の袋の裏を必ず見るようになったそうです．家族全員甘いものが大好きでしたが，M.M.さんは買うのをやめ，家に置かなくなったそうです．

4) 抜歯

4̲ は転位歯で排膿もありう蝕も深く，3̲ の保存の妨げにもなっていたので抜歯しました．6̲，7̲ もSRP後，根尖までキュレットが回ってしまったので抜歯しました．

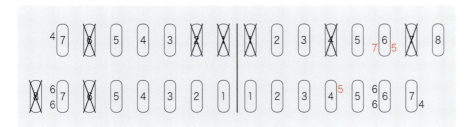

図 8-14 再評価時（1999 年 9 月）のプロービングチャート

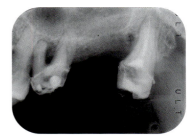

図 8-15 遠心偏心投影による |6 の X 線写真
　頬側根の歯槽骨は根尖まで吸収していた

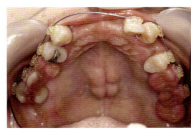
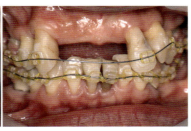

図 8-16 マルチブラケット装置による咬合再構成

2．再評価

　初診から 5 か月後に 2 回目の再評価を行いました．プラークコントロールは非常に良く，歯肉の炎症も消退してきていました．4 mm 以上の歯周ポケットは 6/22 歯になりました（図 8-14）．歯周ポケットと BOP が残った |6 は当初保存するつもりでいましたが，根分岐部病変が思うように回復せず（図 8-15），口腔機能回復治療が近づいてくるにつれて，保存に自信が持てず抜歯してしまいました．一生懸命頑張っていた患者さんと歯科衛生士に申し訳ないことをしました．

3．咬合挙上と咬合再構成

　本来であれば，改良型ホーレーバイトプレーンを用いて咬合再構成をすべきかもしれませんが，2⏌1 がすでに喪失，⌊3 が低位唇側転位していて唇側弧線の効果が期待できないこと，咬合高径の低下がさほど大きくないことから，M.M. さんにはマルチブラケット装置を使用して咬合再構成を行うことにしました（図 8-16）．

4．自然挺出および矯正的挺出

　しかし，⌊5 のアップライト中の X 線写真を見ると，⌊6 7 が近心に傾斜してきています．初診時，⌊6 7 の遠心には深い歯周ポケットがありました．第 3 章でも説明しましたが，SRP をして歯周ポケット内の炎症がなくなると，歯周ポケットが深い側と反対側（近心側）に傾いて歯周ポケットが浅くなる傾向があります．M.M. さんの ⌊6 7 も基本治療中に遠心の歯周ポケットが 4 mm 以下になりました．

　⌊6 7 はその後，矯正装置でアップライトし，歯周ポケットはさらに浅くなりました．このように自然挺出や矯正的挺出は，歯周治療にとって有効な治療法だと思っています（図 8-17）．ほぼ 2 か月間の動的期間後，十分ではないものの，上顎にプロビジョナルレストレーションを装着し，下顎をアップライトしやすくしました（図 8-18）．

第8章 歯科医療の英知を結集して挑む臼歯部咬合崩壊

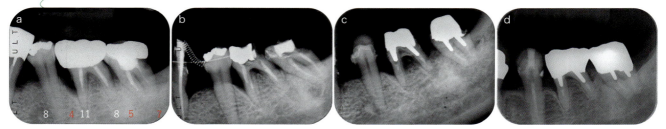

図 8-17 自然移動による歯周ポケットの減少
a：初診時（1994年4月）
b：2000年4月，6 7 は SRP 後に近心へ傾斜して歯周ポケットが浅くなった
c：2000年7月，矯正により 6 7 をアップライト
d：22年後（2021年5月）

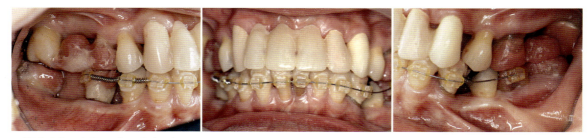

図 8-18 上顎のプロビジョナルレストレーション

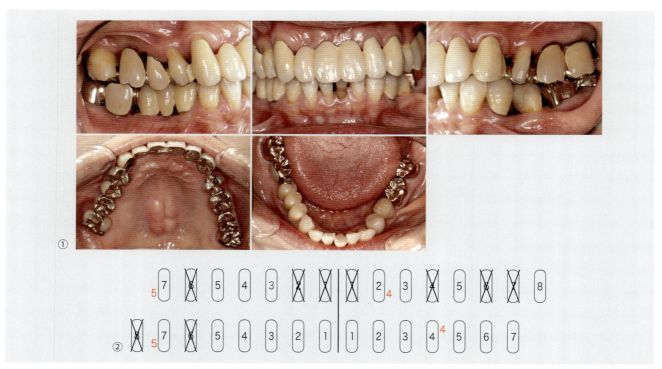

図 8-19 基本治療終了時（2000年12月）
①口腔内写真，②プロービングチャート

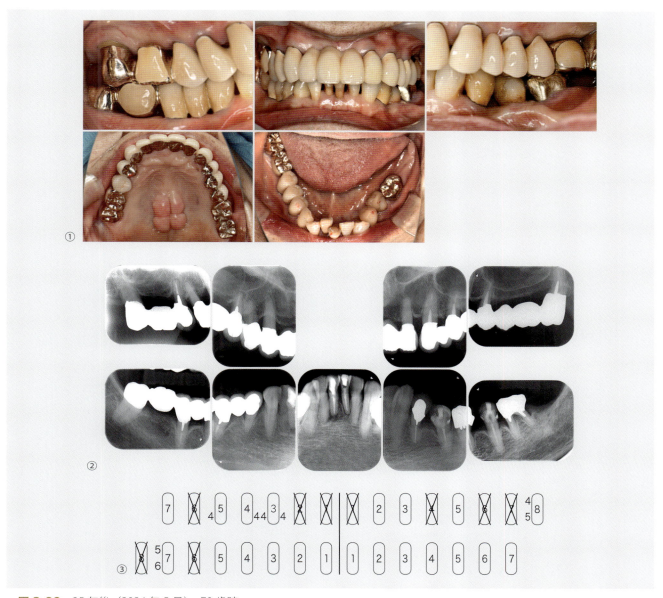

図 8-20 25 年後（2024 年 5 月），70 歳時
①口腔内写真，②X 線写真，③プロービングチャート

5．口腔機能回復治療

　初診から 14 か月後，4〜5 mm の歯周ポケットが残った部位は短い間隔での SPT で観察することにして（図 8-19-②），歯冠修復できる程度の咬合再構成ができたので，上顎は ⑦⑥⑤④③ 2 1|1 ②③④⑤⑥⑦⑧ のフルブリッジ，下顎は ⑦⑥⑤④ にブリッジ，1|1 4 5 6 7 に単冠を装着しました（図 8-19-①）．その頃は連結することに抵抗があったので単冠を多用しましたが，今だったら連結していると思います．案の定，|7 は失活歯でしたが，2022 年のある日，食事中に突然ピリッとした痛みがあり，その後破折が確認され，抜歯になってしまいました．失活歯は想像以上に弱いものであることを肝に銘じるべきと思います．

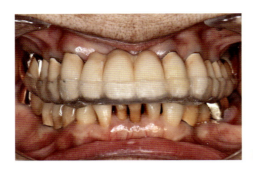

図 8-21　メインテナンス用 OA

6．SPT 移行

7⏋，⎿7 に 5 mm の歯周ポケットが残った状態で SPT に入りましたが，ブラッシング状態も良いので，3～6 か月ごとに SPT していくことになりました．その後は，持病のリウマチが悪化したり交通事故に遭われたりしましたが，定期検診には欠かさずお見えになり，大きなトラブルもありませんでした．2016 年に MOD インレーの咬合面に小さなう蝕ができたので充填したところ，咬合面が薄くなってブリッジが破折してしまいました．やむをえず，⎿③45678 のブリッジを再製しました．

さらに，2017 年には ⎿3 に自発痛が出たので，ブリッジを装着したまま抜髄をしました．しかし，このときすでに合着材が剥離してクラウンが脱離していたらしく，2022 年に再製することになりました．右側の上下のブリッジも一部が脱離していたらしく，噛むときに浮き沈みがあったため再製しました（図 8-20）．上顎はブリッジが 3 つになり，咬合性外傷が懸念されるため，現在はメインテナンス用 OA を使用してもらっています（図 8-21）．SPT に移行してからは 1 歯も失わずメインテナンスできています．

■ 本症例の歯周治療のゴール評価

- 経過年数：SPT 移行時から 24 年
- 主に行った歯周治療：歯周基本治療のみ
- 残存歯　21 歯→21 歯
- 歯周ポケット 4 mm 以下→△（5 mm 以上が 2 歯）
- BOP 率 0 %→○
- 連続した骨頂線（欠損部を除く）→○
- 鍛えられた歯肉→△（1⏋1）

文献

1) Amsterdam M. Periodontal prosthesis. Twenty-five years in retrospect. Alpha Omegan. 1974; 67(3): 8-52.
2) Amsterdam M. 歯周補綴 25 年の回顧（1974 年）+補遺．Amsterdam Pennsylvania Perio Study Club, 2005.
3) 谷口威夫．50 年の臨床から紐解く歯周基本治療 8．難しい臼歯部咬合崩壊症例．歯界展望．2021；138（2）：347-354．

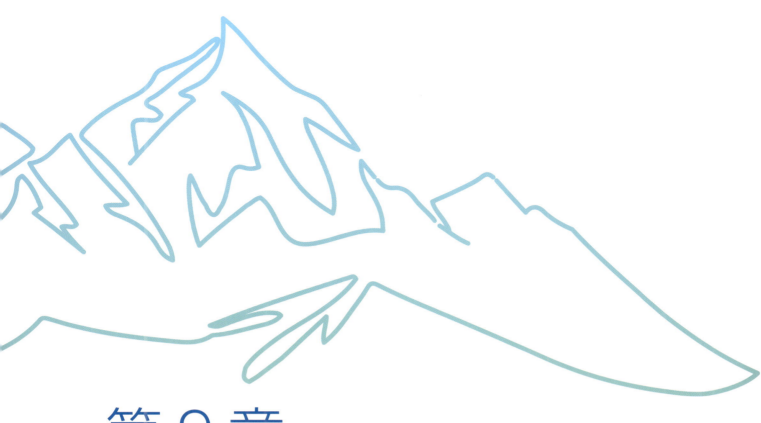

第 9 章
私たちの小児歯科

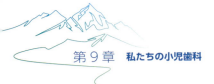

第9章　私たちの小児歯科

むし歯の洪水の元を絶つ

　本書では歯周基本治療をメインテーマに当院の臨床を紹介してきましたが，全身的・精神的な健康に配慮した「トータルから口をみる」歯科医療を実践してきた私としては，子供たちとの関わりについてもぜひふれておきたいと思います．

　私が開業した1960年代から70年代にかけては，日本は「むし歯の洪水」のさなかにあり，日々，多くの子供たちのう蝕治療に明け暮れ，また子供たちをむし歯から守るにはどうしたらいいか頭を悩ませていました．ここでは，乳歯列期から長く関わった症例を交えながら，私たちが子供とどう接してきたか，どのようにむし歯を予防してきたかをお話しします．

　むし歯の洪水時代は，今とは比べものにならないほど子供のむし歯が多く，1975年の3歳児のう蝕有病率が82.1%（2020年は11.8%）・1人平均6.2本（2020年0.39本），12歳の中学生は95.5%（2021年は30.4%）・1人平均6.0本（2021年0.63本）でした．

　診療所がどんな状態だったかというと，朝は診療が始まる前から玄関前に十数人の親子の列．10人ほどしか入れない待合室は子供であふれ，階段にまで並んでしまい，いくら治療をしても待合室の患者は一向に減りません．お昼休みも15分とれればいいほうで，診療が終わればクタクタという毎日でした．

　夜中に泣かれる親はもちろん，行政も歯科医師も，このむし歯の洪水を何とかしなくてはと思うのは当然でした．元を絶やさないかぎり，この洪水は永遠に続く……と思った私は，お昼休みや休診日に院内で妊婦教室や母子教室を始め，小児の診療にも力を入れるようになりました．同じ頃，長野市歯科医師会の公衆衛生部を担当することになったため，若い部員と公民館に出かけて講演をしたり，母親の会を作って定期的に食生活指導をしたり，かなり精力的に活動を行いました．

むし歯の成り立ち

　むし歯の子供が来院すると，私はカウンセリングで，一般的なう蝕の成り立ちについて次のように患者さんや保護者に説明しています（図9-1）．

　むし歯の主な原因菌の1つと言われているミュータンス連鎖球菌（ここではミュータンス菌と呼ぶことにします）は，ほとんどのヒトの口腔内にいつもいる（常在する）ごくありふれた菌で，それがいるというだけでむし歯になるわけではありません（図9-1-①）．ヒトの口の中では歯垢中のミュータンス菌を含めた生態系が形成され，ある程度の共生関係を保っているのです．

　食べ物の中に含まれる砂糖は歯垢中でミュータンス菌の餌となり（図9-1-②），その結果，菌が出す酸が歯のエナメル質の結晶を破壊し（図9-1-③，④），ミネラルが唾液の中に溶け出してしまいます．しかし，一定時間経つと，唾液の作用によりミネラルがエナメル質に戻って再結晶化し（図9-1-⑤），私たちの目にはあたかも何も起こってい

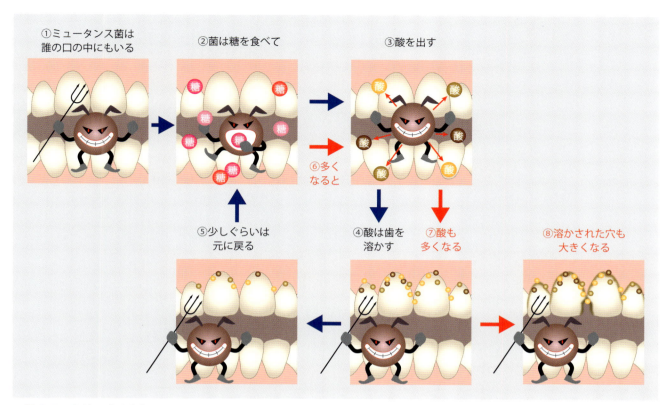

図 9-1　う蝕の成り立ち

ないように見えます．

　しかし，ヒトがミュータンス菌の餌である砂糖をある一定（量および頻度）以上摂取すると（図 9-1-⑥），常在菌の生態系は壊されます．ミュータンス菌は歯垢中で異常増殖し，菌が作り出す酸は一定時間以上，歯の表面を酸性にします（図 9-1-⑦）．

　エナメル質の表面では，酸によって溶かされ唾液中に溶け出すミネラルのほうが多くなり，バランスが崩れます．ミネラルが抜けたエナメル質には小さな穴があきます．それが積もり積もって肉眼でも識別できるようになった穴を，私たちはむし歯と言っているのです（図 9-1-⑧）．

　もちろん，すべての方に同じように話すのではなく，理解力や状況によってもっと簡単にお話しすることもあります．

砂糖との付き合い方

　多くの患者さんやその保護者は，う蝕の原因が砂糖の過剰摂取であることを理解してくれます．しかし，それでもまだ「砂糖を摂っても歯を磨けばいいじゃないか」と思う人もいます．そこで，カウンセリングで砂糖との付き合い方について話をします．

　糖には，ブドウ糖，果糖，ショ糖（砂糖），デンプンなどいくつかの種類がありますが，果物に自然に含まれている糖などを適度な量で摂取する分には大きな問題は起こりにくいと考えられます．しかしながら，一般に使われている精製した白い砂糖は，原料

133

のサトウキビに含まれるミネラルが失われているうえ，自然界に存在しない強い甘さがあり，栄養価のないカロリーです．むし歯予防だけでなく，肥満や糖尿病などを予防する観点からも，摂りすぎは要注意です．

ただ，砂糖を使った飲食物があふれている現代に，砂糖の摂取をゼロにするというのは現実的ではないでしょう．そこで，私が提案する砂糖との付き合い方は次のようなものです．

●可能ならおやつを手作りし，控えめに砂糖を使う．
●誕生日や遠足，旅行など家で定めた特別な日は，甘いものを食べてよい日とする．
●保存料や隠し味として，甘くない程度に砂糖が含まれている食品や料理は口にしてもよい．

要するに，原則として，砂糖のたっぷり入った甘いお菓子や飲み物を「毎日習慣的に」摂らないということです．甘いものが欲しくなったら「少しでも自然に近いもの」，例えばリンゴジュースよりはリンゴそのものを選ぶということも，糖の摂りすぎを控えることにつながります．

シュガーコントロールの考え方

1．甘いものはきっぱり断つ

当院にやって来た子供は，相当の甘いもの漬けになっていても，たいてい1日で甘いものをやめていきます．それも涙ぐましい努力とか，はたで見ていて切なくなるような我慢をしながらではなく，ちょっとしたことで，いとも簡単に楽にやめられるのです．しかし，それに気づくまでにはかなり失敗や回り道をしました．

始めは「甘いものはおやつの時間だけに」というような指導をしていたのですが，それだといったん減らすことができてもすぐに元へ戻ってしまい，なかなか効果が上がりません．また，1日30グラムならよい，などという話もありましたがわかりにくいですし，またその程度では一度う蝕になった子はまたすぐ再発してしまいます．試行錯誤しているうちに，甘いものに限らず，アルコールもニコチンも，中毒から解放するには，きっぱりとやめるのが一番だということに気づき，前述の砂糖との付き合い方をお話ししてきました．

2．周囲の大人が同じ価値観を持つ

ところが，そのうちにいろいろな問題が出てきました．第一は，周りの大人の価値観の不一致です．お母さんは私の話を聞いて，張り切って実行しようとする．おばあちゃんは反対して嫁姑のいさかいの種となったり，こっそり孫を自分の部屋に呼び寄せて「お母さんに黙っていなさい」と言って甘いものを与える．お父さんは「少しぐらいはいいじゃないか」と言って，甘いものをおみやげに買ってくる．間に入った子供はとまどい，板挟みになったお母さんは悩むばかりで，結局，子供が得るものは「大人の言うことはバラバラ」という不信だけでした．砂糖に限らず，周囲の大人が同じ価値観を持って子供を育てる環境作りの大切さを痛感させられました．

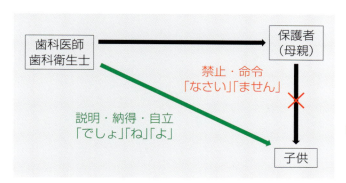

図 9-2　保健指導は子供に直接行うほうがうまくいく
　母親を通した指導は命令や禁止になりやすい

3．禁止や命令でなく，自立を促す

　第二の問題は，子供自身の意志で食べないのでなく，親から禁止されて食べさせてもらえないことで，極端な行動をとる子が出てきたことです．自分の大事なおもちゃを持ち出して友達のキャラメル 1 個と交換したとか，幼稚園の砂場に落ちていたアメを食べてしまったとか，果ては，食べている子のお菓子をひったくったとかいう話が聞こえてきて，同じ年頃の子を持つ親として非常に辛い思いをしました．

　そして，ついに大きな問題が起きました．ある子がスーパーマーケットの棚からお菓子を失敬してしまったのです．本人はもちろん，仲間のお母さんも，われわれ歯科医の仲間うちでも，深刻な問題となりました．私もどうしたらいいのかわからなくなりました．自分は何が間違っていたのだろう……．患者さんを指導しながら毎日悩んでいました．

　そんなあるとき，ふと気づいたのです．

　私たちがお母さんに話をしているのを傍らで聞いていた子供に，私や歯科衛生士が「今日から甘いもの我慢しようね．お約束ね」などと言うと，不思議と次の来院時に，親のほうから「あの日から絶対食べないんですよ」と言ってくることがよくあるのです．

　あの事件も，子供自身の意志で決めたのではなく，母親が一方的に禁止してしまったために起こったのではないだろうか……．

　振り返れば，うちの子も，「私，甘いもの食べないの．むし歯になっちゃうから」と，誰かに自慢げに話したとき，その人が「まあ，偉いのね」と言ってくれたのがきっかけで，いつの間にか生活に根づいていきました．そこで，「直接子供に話してみよう」と思い立ったのです．

　私たちが保護者に話をするときは，できるだけわかりやすく，相手の反応や理解を確認しながら話しますが，親から子へ伝達されるときには，禁止か命令の形になってしまいがちです（図 9-2）．よく説明されないまま禁止や命令だけされた子は我慢を強いられます．それが限界を超えたとき，前述のような事件となるのは当然でしょう．

4．直接子供に話す

　甘いものをやめることについて直接子供たちに話してみると，子供たちは見事に反応してくれました．私や歯科衛生士がむし歯の成り立ちを話し，子供の手を取って向き合い，目を見ながら「今日から頑張ろうね」と言い，指切りをします．子供にとって，保

第9章　私たちの小児歯科

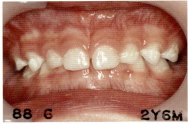
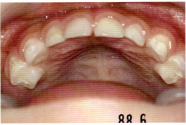
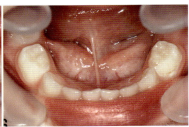

図9-3　Mちゃんの初診時．2歳6か月，女児．むし歯の治療で来院

育園や幼稚園の先生以外の大人と真剣な約束をする場面というのはそう多くはないはずで，自分から指を出して指切りしたことは必ず守ります．

次の来院時に，約束が守れたか確認します．たいていの子はしっかりと守ってきます．そんなときは「すごいすごい」と褒めまくり，「院長先生にも聞いてもらおう」「あっちのお姉さんにもお話しして」と，診療室中連れ回して褒めてもらいます．

なかには，完璧には守れなかった子もいます．そういう子には「どんなときに食べちゃったの？」と聞き出します．そして，たとえそれがいくつあっても「それだけだったの？　あとは我慢できたんだ．偉いね」と言って，同じように診療室中連れ回して褒めてもらいます．そうすると，始めは完璧ではなかった子も，次にはできるようになるものです．

そして，子供たちは自分の人格を尊重してくれて，努力を認めてくれる歯科医院に来院するのを楽しみにしてくれるようになります．

「ねえ，聞いて聞いて」と言うから，「なに，なに」と問えば，「甘いもの食べたかって聞いて」と自慢げに言う子もいます．「甘いもの食べなかったー」と大声で診療室に入ってくる子もいます．当院に通う子のほとんどは，このようにして苦もなく甘いものをやめていきます．

子供を命令や禁止で育てられるのはせいぜい小学校の低学年までです．子供とよく話をして，自分で決めるように働きかけることの大切さを，子供たちから学びました．

2歳児とお約束？

なかでも，10年以上関わってきた印象深い患者さんのエピソードを紹介したいと思います．

Mちゃんは2歳6か月の女の子で，市の歯科健診でほぼすべての歯がむし歯だと言われて来院しました．曾祖母，祖父母，父母，生後5か月の弟の大家族で暮らしています．歯科医院は初めてとのことでした．上顎の全歯と $\overline{E|E}$ は実質欠損を伴う白濁，$\overline{D|D}$ は帯状の白濁，$\overline{C|C}$ のみが無傷でした（図9-3）．

初診日は，お母さんにしがみついて大泣きしながら診療室に入ってきました．診療椅子に座らせると，椅子の上で四つん這いになり顔を真っ赤にし，全身で震えるように泣き叫びます（図9-4）．私がMちゃんの泣き声よりも大きな声で，「そおっか，こわいん

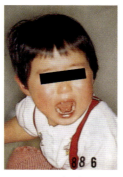 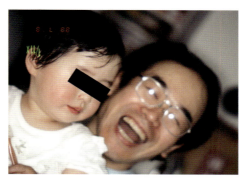

図 9-4 初診日に泣き叫ぶMちゃん　　図 9-5 帰り際には一緒に写真に納まることができた

でしょう．歯医者さんが嫌なんだ．早く帰りたいんだね．よし，今日は何にもしない」と言うと，Mちゃんの泣き声のトーンは少し落ちつきました．しかし，私の顔を見るとまた火がついたように泣き出します．「そうか，先生が怖いんだ．よし先生はあっちへ行っちゃおう．お姉さんとお話だけして，早く帰ろうね」と言って，歯科衛生士に任せて私は見えないところへ隠れました．

　歯科衛生士と話をしている間もずっと泣き通しでしたので，その日は結局，何もできませんでした．ただ，泣きながらではありましたが，アメとアイスは次に来るときまで食べないことを歯科衛生士と約束してくれました．2歳児との，しかも泣きながらの約束だったので，通じたかどうか私たちは心配でした．

　帰り際に私がもう一度顔を出し，「お利口だったね．よくできたね．じゃあ，お利口にできたところを先生と一緒にお写真撮ろうよ．はい，ピース」と言って，一緒に写真を撮りました（図 9-5）．「早くお母さんのところへ行きたいね．先生が連れて行ってあげる」と言って抱いてあげようとすると，お母さんのところへ行きたいばっかりに私に手を伸ばしてきます．「お母さん，お利口にできましたよ」と言って，何回もMちゃんを宙に上げながら待合室へ直行しました．

　お母さんには，「今日からMちゃんは甘いものを欲しがりません．それは私と指切りで約束したからです．ただ，そんな健気なMちゃんの決意を周りの大人が壊さないでほしいのです．上手にのせながら，手助けしてあげてください」と，家族全員で協力してほしい旨お願いしました．

果たしてお約束は？

　1週間後の2回目の来院時，相変わらず泣きながら診療室へ入ってきましたが，「アメ食べなかったよ．ぜんぜん食べなかったよ」と，一生懸命言っていました．私たちは約束が守れたことを，例のやり方で思い切り褒めました．「例の」というのは，子供が頑張ったことをすごいすごいと褒めちぎり，診療室中連れ回して皆から褒めてもらうやり方です．それまで4歳以上の子だけに使っていた「お約束ごっこ」が，2歳児に通用し

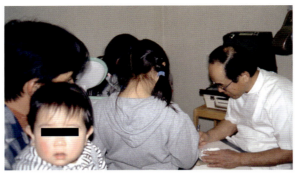
図9-6 母親とのカウンセリングの様子
Mちゃんもそばで聞いている

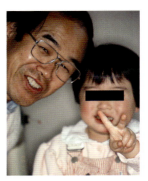
図9-7 3回目の来院時の様子

たのは初めてのことでした．
　その日は，Mちゃんは歯ブラシの練習をしておしまいになりました．お母さんにはカウンセリングを行い，それをMちゃんもそばで聞いていました（図9-6）．もちろん，内容はわからなかったでしょうが，何やら自分の歯のことでお母さんと先生が真剣に話し合っているという雰囲気は伝わったと思います．
　3回目に来院したとき，最初のお約束の後から甘いものを食べなくなったMちゃんに，お母さんは「あれだけ好きだったアメを絶対食べようとしないんですからびっくりしました」と驚いていました．この日はほとんど泣かずに診療室に入って来られたので（図9-7），ちょっとだけう蝕の処置を始めました．その後もアメとアイスだけでなく，甘いものをほとんど食べない生活が定着しました．

きっかけの追っかけっこ

　甘いものをいったんやめても，やがてその習慣が崩れてしまう子もいます．そういう子供に対しても，私たちは咎めたり，諦めたり，見捨てたりはしません．できたところまでは認めてあげて，何か「きっかけ」を見つけてまた頑張るように粘り強く指導していきます．
　きっかけを見つけるようにしていると，何をするにもきっかけが大切であることに気づかされます．私は，大げさに言えば「育児とはきっかけの追っかけっこ」だと思っています．子供がさりげなく漏らした一言，遊びの中から発見した工夫，いつの間にか覚えたテレビの歌やフリなど，きっかけは無数にあります．それを見つけてうまく利用できれば，シュガーコントロールはさほど難しいことではないと思っています．
　Mちゃんのその後の経過を，きっかけを利用するという視点からお話ししていきます．

1．きっかけ①　恐怖？

　Mちゃんは，歯医者という見知らぬところに連れてこられた恐怖がきっかけで，甘いものを1日できっぱりとやめました．これは私たちが意図したきっかけではなかったの

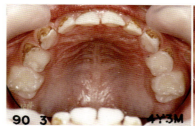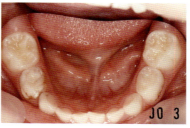

図 9-8　1990 年 3 月（4 歳 3 か月）．甘いものを食べていないのにう蝕が進行している

ですが，結果として，何の問題もなくスムーズにやめていくことができました．子供心に，自ら約束をしたことの重大さを感じていたのではないかと思います．

2. きっかけ②　咬む力を測る

　ところが，1990 年 1 月（4 歳 1 か月），初診から 1 年 7 か月後の定期検診時のことです．クリスマスにちょっとケーキを食べた以外は甘いものは食べていないし，お母さんは料理の味付けにも気をつけていると言います．それなのにう蝕は少しずつ進行しているし，唾液はヌルヌルしていて粘性が高いのです（図 9-8）．食事のときの様子を聞くと，お母さんから次のような答えが返ってきました．

　「食べるのにすごく時間がかかる．なかなか飲み込まないので，親がイライラしてしまう．かまぼこやイカの刺身が食いちぎれない．たくあんもしばらく噛んでいるが，やがて出してしまうので，何でも小さく切ってあげている．野菜も嫌いでほとんど食べない．保育園でもお昼の時間内で食べきれないと注意を受けた」

　しまった……と思いました．それまで規則正しい食生活や砂糖の摂取に気をとられていて，どのように噛んでいるかということを見落としていました．歯列も歯間空隙がまったくなく，下顎は叢生気味になっています．咬合力を測ってみると，$\overline{E|}$ 12 kg/cm²，$\overline{|E}$ 18 kg/cm² しかありません．そこで，甘いもののときと同じように M ちゃん本人に話をして，その日から硬いものを食べて噛む力を上げようという約束をしました．もちろん，お母さんに協力を頼みました．

　4 か月後，歯のヌルヌルした感じもなくなり，う蝕の進行は止まりました．咬合力が $\overline{E|}$ で 25 kg/cm² と一気に上がり，かまぼこ，イカの刺身など何でも食べられるようになりました．まだ野菜は嫌いなままです．

3. きっかけ③　小さな挑戦

　1991 年 3 月（5 歳 3 か月），M ちゃんとは思えない元気な声で「さんばん！　さんばん！」と言いながら，まっすぐ診療室の歯科衛生士のところへ駆けてきました．何かと思ったら，前回，給食をできるだけ早く食べるという約束をしていたようで，クラスの中で早いほうから 3 番目になれたことを伝えたかったのでした．たまねぎ，ピーマンも食べられるようになり，硬いものも平気です．いつの間にか唾液がさらさらに変わっていました．そして，見違えるほど積極的で明るくなりました．咬合力：$\overline{E|}$ 26 kg/cm²，$\overline{|E}$ 25 kg/cm²．

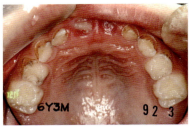 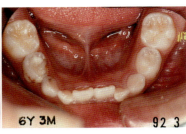

図 9-9 1992 年 3 月（6 歳 3 か月）．上下の永久中切歯が萌出

4．きっかけ④　永久歯の萌出

1992 年 3 月（6 歳 3 か月），上下の永久中切歯が萌出し始めました（図 9-9）．永久歯の萌出開始は，きっかけとしては一生に一度しかない絶好の機会です．「M ちゃん，もう大人になったんだ．すごいねー．みんなに見せてきて」と，思い切りのせました．小さい頃からどちらかと言えば消極的な子でしたが，どんどん積極的になってきて，自慢げにみんなに永久歯を見せて回りました．私たちは「これは一生持つ歯なんだから大事にしようね」と，M ちゃんを励ましました．

5．きっかけ⑤　小学校入学

そして，翌月からいよいよ小学校に入学です．プレッシャーにならないように注意しながら，これも格好のきっかけとして利用させてもらいました．

萌出し始めた上下の永久中切歯が少々叢生気味だったので，歯列を見せながら「するめを噛むと歯並びが良くなるかもしれないよ」と話し，その日からするめ噛みを開始しました．幅 1 cm 程度の短冊状のするめを 1 日 1 本，前歯で食いちぎってもらうのです．この頃，硬いものを食べるのがおろそかになっていたせいか，咬合力が落ちて E| 19 kg/cm^2，|E 21 kg/cm^2 となっており，持続させることの難しさを痛感しました．

このするめ噛みは，思わぬ展開になりました．お父さんが帰宅後，日課のようにあたりめで晩酌をするところに，M ちゃんがするめ噛みで参加することになったのです．するめがきっかけで親子の会話の場ができました．

6．きっかけ⑥　6 歳臼歯の萌出

1）6 歳臼歯健康手帳

私は 1970 年頃から，6 歳臼歯の健康管理に取り組み始めました．最初は歯科衛生士が手作りのお約束表を作っていたのですが，あまりにも数が多くなったので印刷した健康手帳を作るようにしました．

表紙にはイラストと 4 本の 6 歳臼歯の絵が描いてあり，無事萌出が完了すると，ご褒美に四つ葉のクローバー（当院のロゴマーク）のシールを貼ってあげます（図 9-10）．表紙を開くと，4 本の大きな 6 歳臼歯の絵があり，歯肉弁が取れていく様子を等高線のように描いて，一目で萌出状態がわかるようにしました．あとのページには，来院ごとのプラークコントロールの状態，お約束が守れたかの確認，次のお約束を記す欄があり，さらに保護者へのお願いや基本的な知識についても書いてあります．

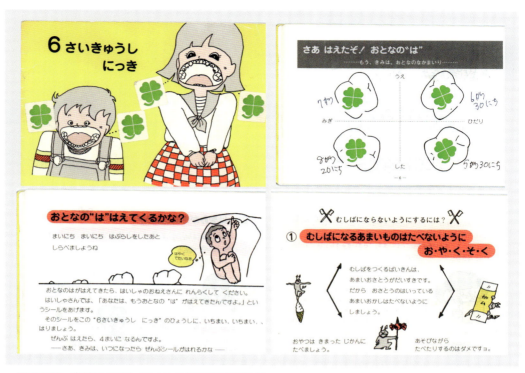

図 9-10　当院で作成している 6 歳臼歯健康手帳

　定期検診を続けていて 5 歳くらいになると，第二乳臼歯遠心の歯肉が盛り上がってきます．そこを子供に指で触らせて，「もうじき 6 歳臼歯が生えてくるよ．初めて生えてくる大人の歯だね．今までの乳歯はお母さんが守ってくれたけど，今度生えてくる永久歯は○○ちゃんが自分で守っていくんだよ．ここに歯の頭が顔を出したら，すぐにお母さんにお話しして，歯医者さんに見せに来てね」と言っておくと，子供は 6 歳臼歯が顔を出すのを見たくて毎日歯を磨くのが楽しみになり，萌出を心待ちにします．ですから，6 歳臼歯がちょっと顔を出すと，すぐお母さんに知らせます．来院すると，この 6 歳臼歯健康手帳をあげて，歯科衛生士と一緒に名前を記入したりします．

2) 6 歳臼歯が 2 か月で完全萌出！

　1992 年 5 月（6 歳 5 か月），M ちゃんが「6 歳臼歯，生えたよ」と言って来院してきましたが，まだほとんど見えていません（図 9-11-a）．以前から E の遠心の歯肉の盛り上がりを指で触らせて，楽しみにさせていたのですが，今度はこのきっかけを何に利用しようかと思い，「一生懸命噛めば早く生えてくるかもしれないよ」と言ってみました．

　その日から，M ちゃんは奥の歯でもするめ噛みを始めました．すると驚くなかれ，なんと 1 か月で歯肉弁が半分以上とれてきたのです．これには本当にびっくりしました．それまでに何百本という 6 歳臼歯の萌出を見ていましたが，特に下顎の歯肉弁がとれるまでには何か月も，長いときは 1 年半もかかり，歯肉弁下う蝕にならないかヤキモキさせられながら，萌出完了を待ったこともありました．それなのに，なんと 1 か月で半分とは．これはするめ噛みの効用にちがいないと思いました．咬合力も急に上がって，E|

141

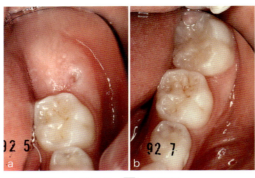
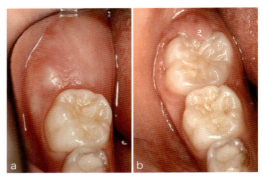

図9-11　6歳臼歯（6̲）の萌出
a：1992年5月（6歳5か月），E̲の遠心歯肉が盛り上がってきている
b：1992年7月（6歳7か月），萌出開始から2か月

図9-12　6歳臼歯（6̲）の萌出
a：1992年8月（6歳8か月），萌出開始
b：1992年10月（6歳10か月），萌出開始から2か月

26 kg/cm², ̲E 29 kg/cm² になりました．そして，2か月でほとんどの歯肉弁がとれてしまいました（図9-11-b）．

1992年8月（6歳8か月）には 6̲ も萌出し始めました（図9-12-a）．診療室に入って来るなり，「ねぇねぇ，早く噛む力測って」と，咬合力測定がモチベーションの良い道具になっています．咬合力：E̲ 27 kg/cm², ̲E 32 kg/cm².

1992年10月（6歳10か月），6̲ も2か月で歯肉弁がほとんどとれました（図9-12-b）．咬合力：E̲ 39 kg/cm², ̲E 43 kg/cm². 同様に上顎の6歳臼歯も，萌出し始めてから完了まで 6̲ は50日，̲6 は80日とスムーズでした．

その後，同じように咀嚼訓練を行うと，どの子も2か月ぐらいで6歳臼歯が完全萌出してきました．まさに，歯は咀嚼するために生えてくるのです．萌出し始めたら噛ませることが大事ということを，Mちゃんが教えてくれました．それからは，すべての子供に萌出し始めたらよく噛むように指導しています．

3）永久歯の萌出完了まで

1993年2月（7歳2か月），自然に間食しなくなりました．咬合力：6̲ 36 kg/cm², ̲6 37 kg/cm². やはり 2̲|2 は舌側に入り，3̲|3 のスペースはほとんど絶望的です（図9-13）．咬合誘導治療を希望されなかったので，それまでのするめ噛みに食事の30回噛みを加えて咀嚼訓練をすることになりました．

1996年8月（10歳8か月），3̲|3 は何とか入りそうな気配です．3̲|3 も並びそうですが，2̲ は舌側転位してしまいました．E̲ が交換すれば 2̲ のスペースができるのではないかと淡い期待も抱いたのですが，なんと 5̲ は先天性欠如でした．30回噛み，するめ噛みも続けています．咬合力：6̲ 48 kg/cm², ̲6 52 kg/cm².

1997年8月（11歳8か月），E̲ が交換時期になってもまったく動揺しません．7̲ のほうが先に萌出しそうです．X線写真を見ると近心根の吸収が遅れていましたので，抜歯しました（図9-14）．しかし，反対側の先天性欠如の影響か，̲5 の萌出が異常に遅く，̲7 とそれに続く ̲8 に押されてとうとう完全萌出できませんでした（図9-15）．

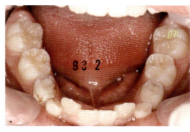
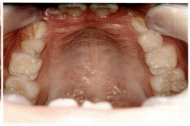

図 9-13　1993年2月（7歳2か月）．下顎前歯が叢生になりかけている

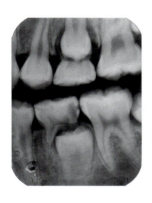

図 9-14　1997年8月（11歳8か月）．E̅ は近心根の吸収が遅れていたため抜歯した

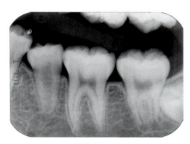

図 9-15　5̅ の不完全萌出

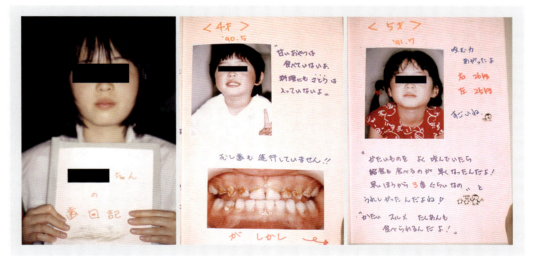

図 9-16　卒業記念の歯日記

　1998年3月（12歳3か月），小学校卒業を機会に，6歳臼歯の健康管理も卒業しました．両方の卒業記念に，担当の歯科衛生士がそれまでの記録を1冊のアルバムにして「Mちゃんの歯日記」を作ってくれました（図9-16）．Mちゃんは本当に感慨深そうにそれを受け取りました．これは単なる歯の記録でなく，Mちゃんの成長記録そのものなのです．
　1998年8月（12歳8か月），7̅ が両隣在歯に挟まれて正常な位置に萌出できない状態だったので，8̅|8̅ を抜歯しました．

143

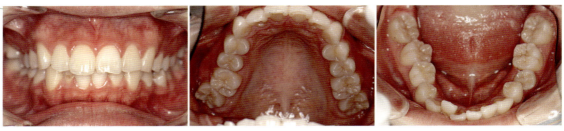

図 9-17 2001 年 3 月（15 歳 3 か月）．むし歯のない歯列を維持している

   2001 年 3 月（15 歳 3 か月），中学校を卒業しました．初診から 13 年，紆余曲折はありましたが，むし歯のないきれいな歯は本人の自慢でもあります（図 9-17）．しかし，私としては，下顎のディスクレパンシーに対してもっと介入できたのではないかと反省しています．ただ，負け惜しみになるかもしれませんが，次の世代を担う子供たちに噛むことの大切さを伝えることは，もしかしたら，矯正装置できれいな歯列を作ってあげることよりも「子孫に対して責任が持てる」ことだったかもしれないと思います．

   M ちゃんは，むし歯予防をきっかけに甘いものをあっさりやめ，また別のきっかけで咀嚼訓練に挑戦し，楽しみながらいろいろなことをクリアしていきました．そのたびに M ちゃんが自信をつけ，大きく変わっていくのが目に見えてわかりました．

   今の M ちゃんとお母さんは，初診で来たときの泣き虫で甘えん坊の M ちゃんと，曾祖母と両祖父母の横で自信がなさそうだったお母さんとは，全く重なりません．私は，M ちゃんがもし当院に来ていなかったら，かなり違った子供になっていたのではないだろうかと内心思っています．

   本当のところはわかりませんが，歯科臨床を通じて子供に健康観と自信が芽生えるお手伝いができたのではないかと思うと，いっそうやりがいが増すというものです．

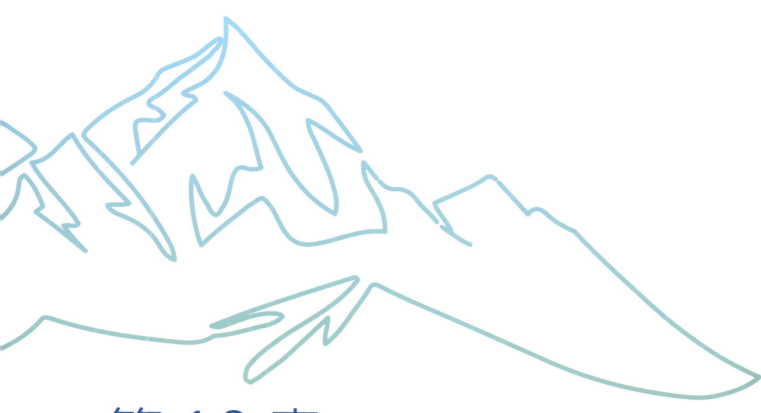

第10章
私はどれだけの歯をみてきたか
――歯科医としての自身の評価

第 10 章　私はどれだけの歯をみてきたか——歯科医としての自身の評価

　「患者さんに治してもらう歯科医療」という切り口から，私の臨床を紹介してきました．自分としてはできるだけ「切らない，取らない，削らない」をモットーに，精一杯やってきたつもりです．しかし，結果が伴っていなくては何にもなりません．努力の甲斐なくついに抜歯に至ったときの心の痛みだけがいつまでも思い出されて，自分はどのくらい患者さんの歯を守ってこられたのだろうかといつも気になっていました．

　そこで，開業以来，折々に気になるテーマについて自身の臨床のデータをとって反省の材料にしてきました．

抜歯の観点からの評価

　1974 年以降の患者さんについては，20 年以上メインテナンスに応じている方の歯が，どのような理由で，どのくらい失われているか調査しました．

　開業以来保存してある新患リストの中から，開業から 5 年経過し私の診療姿勢が安定してきた 1974 年 1 月から 4 年後の 1977 年 12 月までのすべての新患の二十数年後の抜歯の状況を調べてみました．4 年間の新患数は 485 人でした．

　当時は私の能力以上の新患が来ていましたので，主訴を解決した後は，歯周炎や欠損があって噛めない患者さんを除いて，やむをえずしばらく待機していただいていました．待機期間は最長で 1 年 2 か月でした．

　待機期間が明けてからお呼びして，診療を全部終了した患者さんは 276 人（57％）です．そのうち 20 年以上メインテナンスしている患者さんは 1/3 の 89 人です．残りの2/3 に当たる 187 人の患者さんのうち，しばらく来院していないものの何かあったら当院に必ず来院するだろうと思われる患者さんが四十数人はいると思います．

　メインテナンスの 89 人の患者さんの治療終了時の総歯数 2,162 歯のうち，平均 23年の間に抜歯したのは 98 歯（4.5％），1 人平均 1.1 歯になります（**表 10-1**）．これは，他の優秀な臨床医のデータと近似した値です．

　抜歯に至った理由について少々考察してみたいと思います．

1．う蝕

　う蝕が原因で抜歯した歯のなかには，根面う蝕もありましたが，多くはブリッジの脱離に気づかず支台歯が残根状態になったものでした．脱離の原因としては，歯冠長の短い支台歯，リン酸亜鉛セメントの溶解，ブラキシズムのような強い力などが考えられます．

表 10-1　当院における 20 年以上メインテナンス歯の抜歯状況（1974〜1977 年初診の 89 人）

平均年齢	平均経過年数	治療終了時歯数	抜歯数						1 人あたり抜歯数
			歯周病	破折	う蝕	根尖性歯周炎	その他	計	
37.3	21.8	2,162	36	22	31	6	3	98	1.1

2．歯周病

歯周病に対しては，
● 機能している歯は残す
● 歯周基本治療でプロービング値を浅くし，SPT で残す
という方針を貫いてきましたが，本当にそれでよいのだろうかといつも不安でした．しかし，抜歯した歯の多くは始めから保存が難しいと思われた歯で，歯周外科手術をしていたら保存できたのではないかと思うような歯は多くありませんでした．

3．破折

歯の破折は，ほとんどが失活歯の歯根の歯軸方向の破折でした．この頃，根管充填はできるだけ太く根管を開けて，できるだけ多くのアクセサリーポイントを入れてラテラルコンデンセーションすることが良いと思っていたので，事故率が高くなっています．また，ブラキシズムによる破折も多かったと思われます．

他の医院の同様なデータと比較したことがありませんので，これらの数字をどう評価したらよいのかよくわかりませんが，私自身は思っていたより良い数字だったと感じています．

歯周基本治療の成果

歯周病に限って言えば，歯周基本治療でかなりの患者さんが治っていきます．しかし，「歯周ポケット 5.5 mm 以上は外科」と言われていた時代に，外科をしない自分は異端な気がして，いつも「治らない患者さんも多くいるのではないか」という不安をもっていました．それまでも教科書的な治療法ではない臨床をすることが多かったので，不安になると根分岐部病変や義歯の経過について自分の成績をまとめることをしてきました．

一例をあげると，1992 年 8 月〜1993 年 2 月の半年間に来院した患者さんで調査をしたことがあります．初診時にプロービング値 6 mm 以上が 1 か所以上あった患者さんのうち，6 年以上（平均 10.3 年）経過をみている 46 人（387 歯）を対象にしました．初診時にプロービング値が 6 mm 以上あった 813 か所のうち，69.9％が歯周基本治療のみで 4 mm 以下にメインテナンスされており，SPT に移行してから歯周病の悪化で抜歯したのは 20 歯（5.2％，1 人当たり 0.4 歯）でした（**表 10-2**）．

歯周炎の歯は患者さんに守ってもらうという私の想いはほぼ通じていると言ってもいい状況と思っています．

表 10-2　初診時にプロービング値が 6 mm 以上あった 46 人の 6 年以上経過後

	非外科処置		外科処置	抜歯
	4 mm 以下	5 mm 以上		
部位数（初診時 813 か所）	568（69.9%）	47（5.8%）	150（18.5%）	
歯数（初診時 387 歯）				120（5.2%）

表10-3 当院における歯周基本治療の20年間の推移

	初診時	再評価時	SPT移行時	5年後	10年後	20年後		抜歯理由	根分岐部病変	歯周病の進行	歯根破折	合計
平均プロービング値（mm）	8.0	4.4	3.4	3.4 (0)	3.7 (2)	3.3 (14)			12	1	1	14
減少値 (mm)	0.0	3.6	4.6	4.6	4.3	4.1						

対象者：2016年1月〜6月に来院した患者，20年以上前からおおむね定期的に来院している55人
対象歯：初診時の歯周ポケットが7〜12 mm（平均8.0 mm）で，SPTまで歯周基本治療のみで治療した165歯の20年間の推移．（ ）は抜歯数

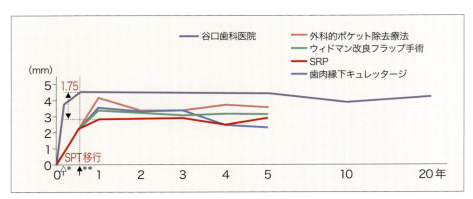

図10-1 初診時7 mm以上の歯周ポケットに対する4種類の歯周治療による減少値
Ramfjordらの研究結果[2]に谷口歯科医院の結果を重ねたもの．1.75 mmの差がある

また2016年には，深い歯周ポケットのある患者さんを歯周基本治療でどの程度治せているのか，より詳細に調べてみました[1]．

1．対象

開業医が診療の傍らにする調査なので，あまり複雑なことはできません．対象者は2016年1月から6月までに来院した患者の中で，20年以上前からおおむね定期的に来院している55人です．

「おおむね」というのは，これらの患者さんのSPTを開始した当時は3か月ごとの定期検診などはまだ当たり前ではない時代でしたので，状態に合わせて数か月から1年に1回のペースで来院してもらっていたのです．それが10年，20年経つと，来院が2〜3年空いてしまうこともありました．

対象歯は，初診時に歯周ポケットが7〜12 mm（平均8.0 mm）あり，SPTまで歯周基本治療のみで治療した165歯で，測定時に明らかに破折している歯を除きました．

2．結果

自分としてはかなり満足のいく結果でした．20年間で抜歯された14歯は，ほとんどが歯周病の進行によるものでした（表10-3）．歯根破折によるものが多いかと思いましたが，重度の歯周病だと破折があまり起こらないのかもしれません．

表 10-4 Ramfjord らの研究と谷口歯科医院の調査の比較

	Ramfjord ら[2]	谷口歯科医院
対象者	90 人	55 人
対象歯（歯周ポケット 7〜12 mm で SRP のみ行った歯）	33 歯	165 歯
対象期間	5 年	5 年（20 年のうち）
期間中 SPT 間隔	3 か月ごと	3〜12 か月ごと
行った歯周基本治療	SRP 2 回，咬合調整	SRP 2〜数回，咬合調整，意図した挺出やアップライト，シュガーコントロール，睡眠時ブラキシズムのコントロールなど
1 年後の歯周ポケットの減少値	2.85 mm	4.6 mm
5 年後の対象歯	28 歯	165 歯
5 年後の歯周ポケットの減少値	2.92 mm	4.6 mm

　同じような研究を Ramfjord ら[2]が行っていたので，これと私たちの結果を重ね合わせてみました（図 10-1，表 10-4）．

　彼らの研究は，90 人の 2,401 歯に対して歯周ポケット別に 4 種類の治療法を行い，5 年間の結果を調べたものです．初診時に被験者全員が歯科衛生士による SRP と口腔衛生指導を受け，4 週間後に再検査（再評価）してから一斉に 4 種類の治療を行いました．その後，5 年間は 3 か月ごとに口腔衛生指導と歯肉縁上・縁下のデブライドメントを行っています．そのうち歯周ポケット 7〜12 mm 群で SRP のみ実施されたのは 33 歯でした．

　結果は図 10-1 のとおりです．Ramfjord らの研究では再 SRP 後の 1 年目で 2.85 mm の歯周ポケットの減少がありましたが，私たちの結果は SPT 移行時で 4.6 mm もの減少でした．

3．私たちの歯周基本治療

　Ramfjord らが研究で行った処置のほかに，私たちが重視していたことは以下のとおりです．

- 手用キュレットで SRP―再評価―再 SRP―再々評価して，できるだけ根面をスムーズにする．
- 患者さんのモチベーションを上げるためのカウンセリングをする．
- 通常，歯周基本治療のために十数回は通院してもらう．
- 食生活指導（シュガーコントロール）に重きを置く．
- 咬合性外傷（ブラキシズム）のコントロールと咬合関係の維持に重きを置く．
- MTM（矯正学的挺出，アップライティング），歯列矯正，自然移動など，歯の移動により歯周ポケットをできるだけ減少させる．

　当院では，プロービング値の深い部位に対しては，グレーシーキュレットのオリジナルでなく，アフターファイブやミニファイブなどを使うので，比較的良好な結果が得ら

れたのだと思います.「効果的なルートプレーニングを行うためには,器具をいかに到達させるか」が重要であることを証明した結果になっていると言えるでしょう.

最初の歯周基本治療でできるだけ歯周ポケットをなくす努力をすることが,最も大切だと思います.

文献

1) 谷口威夫. 50年の臨床から紐解く歯周基本治療9. SRPをすると歯槽骨が再生する!? 歯界展望. 2021; 138 (3): 511–522.
2) Ramfjord SP, Caffesse RG, Morrison EC, et al. 4 modalities of periodontal treatment compared over 5 years. J Clin Periodontol. 1987; 14(8): 445–452.

【著者略歴】

谷口威夫(たにぐちたけお)

1967年　東京医科歯科大学歯学部卒業
1968年　東京医科歯科大学歯学部口腔外科専攻科修了
1969年　谷口歯科医院 開設（長野県長野市）
1999年　日本歯周病学会指導医
2003年　日本臨床歯周病学会指導医
2005年　日本歯周病学会常任理事 歯科衛生士関連委員長
2007年　日本歯周病学会常任理事 専門医委員長
2009年　日本臨床歯周病学会理事長
2011年　日本歯周病学会常任理事 臨床研修委員長

<所属学会>
日本臨床歯周病学会，日本歯周病学会，日本顎咬合学会，日本口腔顔面痛学会

<受賞歴>
2007年　日本歯科医学会会長賞 受賞
2012年　日本臨床歯周病学会川崎功労賞 受賞
2014年　日本歯周病学会学会賞 受賞

<主な著書>
『私の歯周療法』 医歯薬出版，1989年
『トータルから口をみる：患者さんが自ら治す歯科医療をめざして』 松風，1999年
『若手歯科医のための臨床の技50・歯周治療』 デンタルダイヤモンド社，2007年
『6ミリ以上の歯周ポケットも改善できる8つの階段』（共著） デンタルダイヤモンド社，2016年
別冊 ザ・クインテッセンス YEARBOOK 2016『長期経過症例から学ぶ"炎症と力のコントロール"』
（共著） クインテッセンス出版，2016年

本書籍は『トータルから口をみる：患者さんが自ら治す歯科医療をめざして』（松風，1999年）を加筆修正したものである

患者さんの治す力を引き出す歯周基本治療
トータルから口をみる　　　　　　　　　　　　　ISBN978-4-263-44728-4
2024年9月10日　第1版第1刷発行

著　者　谷　口　威　夫
発行者　白　石　泰　夫
発行所　医歯薬出版株式会社

〒113-8612 東京都文京区本駒込1-7-10
TEL. (03)5395-7638(編集)・7630(販売)
FAX. (03)5395-7639(編集)・7633(販売)
https://www.ishiyaku.co.jp/
郵便振替番号　00190-5-13816

乱丁，落丁の際はお取り替えいたします　　印刷・三報社印刷／製本・榎本製本
　　　　　　　© Ishiyaku Publishers, Inc., 2024. Printed in Japan

本書の複製権・翻訳権・翻案権・上映権・譲渡権・貸与権・公衆送信権（送信可能化権を含む）・口述権は，医歯薬出版(株)が保有します．
本書を無断で複製する行為（コピー，スキャン，デジタルデータ化など）は，「私的使用のための複製」などの著作権法上の限られた例外を除き禁じられています．また私的使用に該当する場合であっても，請負業者等の第三者に依頼し上記の行為を行うことは違法となります．

JCOPY ＜出版者著作権管理機構　委託出版物＞
本書をコピーやスキャン等により複製される場合は，そのつど事前に出版者著作権管理機構（電話　03-5244-5088，FAX　03-5244-5089，e-mail：info@jcopy.or.jp）の許諾を得てください．